U0384372

编委会

主编

丁书贵

（德）亚历山大·托比亚斯·塔奇曼
（Alexander T. Teichmann）

詹　平　王　琴

编委

（按姓氏拼音排序）

董述全　鲁照明　聂　丹　秦明丽
汪春燕　王定玉　谢玲玲　邹　倩

编写秘书

李　光

FUKE EXING ZHONGLIU
LINCHUANG BIAOZHUNHUA CHULI LIUCHENG

妇科恶性肿瘤

临床标准化处理流程

主编

丁书贵
（德）亚历山大·托比亚斯·塔奇曼
（Alexander T. Teichmann）
詹 平 王 琴

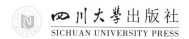
四川大学出版社
SICHUAN UNIVERSITY PRESS

图书在版编目（CIP）数据

妇科恶性肿瘤临床标准化处理流程 / 丁书贵等主编
. — 成都：四川大学出版社，2023.6
ISBN 978-7-5690-5973-1

Ⅰ. ①妇… Ⅱ. ①丁… Ⅲ. ①妇科病－肿瘤－诊疗－
技术操作规程 Ⅳ. ① R737.3-65

中国国家版本馆 CIP 数据核字（2023）第 021477 号

书　　名：妇科恶性肿瘤临床标准化处理流程
　　　　　Fuke Exing Zhongliu Linchuang Biaozhunhua Chuli Liucheng
主　　编：丁书贵　（德）亚历山大·托比亚斯·塔奇曼　詹　平　王　琴

选题策划：龚娇梅
责任编辑：龚娇梅
责任校对：张　澄
装帧设计：墨创文化
责任印制：王　炜

出版发行：四川大学出版社有限责任公司
　　　　　地址：成都市一环路南一段 24 号（610065）
　　　　　电话：（028）85408311（发行部）、85400276（总编室）
　　　　　电子邮箱：scupress@vip.163.com
　　　　　网址：https://press.scu.edu.cn
印前制作：四川胜翔数码印务设计有限公司
印刷装订：成都新恒川印务有限公司

成品尺寸：170mm×240mm
印　　张：8.25
字　　数：137 千字

版　　次：2023 年 6 月 第 1 版
印　　次：2023 年 6 月 第 1 次印刷
定　　价：45.00 元

扫码获取数字资源

四川大学出版社
微信公众号

本社图书如有印装质量问题，请联系发行部调换

前　言

　　卵巢恶性肿瘤是女性生殖器常见的三大恶性肿瘤之一，其中尤以上皮性卵巢癌最多见，占卵巢恶性肿瘤的80%~90%。由于卵巢位于盆腔深部，早期病变不易发现，给卵巢癌早期诊断带来困难，故卵巢恶性肿瘤患者初次就诊时，大多数已达晚期。因卵巢癌很早就出现盆腔或大腹腔内扩散种植，或淋巴结转移，因此卵巢癌患者病致死率居妇科恶性肿瘤首位，被称为妇女的"头号杀手"，严重威胁妇女的生命和健康。规范的诊断和治疗是影响恶性肿瘤患者生存的关键。而国内目前对卵巢癌的诊断和治疗尚未形成规范和统一标准，由此得出的数据无法与国际同道进行交流和合作。

　　宫颈癌是最常见的女性生殖道恶性肿瘤，发病率在妇科恶性肿瘤中居第二位，在某些发展中国家甚至位居首位。宫颈癌全球每年新发病例约50万，占所有癌症新发病例的5%，其中80%以上在发展中国家。每年超过26万的妇女死于宫颈癌，患者主要集中在低、中收入国家。中国每年宫颈癌新发病例达13.15万，宫颈癌死亡人数每年约5.3万，约占全部女性恶性肿瘤死亡人数的18.4%。可见宫颈癌是危害我国女性健康与生命的重要疾病。

　　子宫内膜癌是指原发于子宫内膜的一组上皮性恶性肿瘤，以来源于子宫内膜腺体的腺癌最常见。子宫内膜癌为女性生殖道常见三大恶性肿瘤之一，其发病占女性全身恶性肿瘤的7%，占女性生殖道恶性肿瘤的20%~30%。近年来，其发病率在世界范围内呈上升趋势，在一些西方发达国家，子宫内膜癌发病率高于宫颈癌，位列妇科恶性肿瘤的首位。本病平均发病年龄为60岁，其中75%发生于50岁以上妇女。

　　为此，西南医科大学妇科及乳腺疾病治疗中心组织相关专家，检索国内外相关文献并结合我国临床实际情况，以循证医学证据为基础，以问题为导向，运用多学科联合诊疗（MDT）模式，以具体术式为内涵编写了本书，以期规范我中心卵巢癌、宫颈癌及子宫内膜癌的诊断及治疗，也为相关临床研究提供参考和指导。

主　编

2023 年 3 月

关于本标准化处理流程的相关解释

1. 本标准化处理流程（SOP）的适用范围：卵巢癌分期（FIGO 2014）ⅠA1～ⅣA1；宫颈癌分期（FIGO 2018）ⅠA1，ⅠA2，ⅠB1，ⅠB2，ⅡA1；病灶局限于子宫的子宫内膜癌。

2. 本SOP涉及的主要是初始手术治疗。

3. 本SOP未涉及保留生育功能的早期宫颈癌初始手术治疗。

4. 本SOP并不适合所有的卵巢癌病例，特殊情况可根据MDT推荐意见处理。

5. 本SOP需依据最新指南定期进行修改补充。

6. 本SOP解释权归Teichmann团队，具体由技术总顾问丁书贵负责。

注：FIGO为国际妇产科联盟。

目　录

第一章

卵巢癌、输卵管癌、原发性腹膜癌标准化处理流程

第一节　门诊标准化处理流程

一、住院前两周内

（一）第一次接诊

医生工作

☐　询问病史及体格检查

☐　完成门诊病历书写

☐　开具必要的辅助检查，如彩超、计算机断层扫描（CT）、磁共振（MRI）、肿瘤标志物

☐　发放病史问卷（参见附录1门诊病史问卷）

☐　介绍至相应的专家门诊（帮助预约）

（二）第二次接诊

医生工作

☐　收取病史问卷（参见附录1门诊病史问卷）

☐　核实病史及体格检查结果

☐　收集、评估、解释辅助检查结果：阴道超声及腹部超声、盆腹腔增强CT、DR胸片（正侧位）、心电图（六通道）、标准的实验室检查［包括C反应蛋白（CRP）和CA 125］等

☐　确定初步诊断

☐　完成门诊病历书写

☐　提出拟治疗方案（包括接诊时合并症、并发症诊治方案）

☐　完善术前辅助检查（门诊未完善或失去有效期的检查）

☐　预约专家门诊

二、住院前一周内（第三次接诊，专家门诊）

医生工作

- ☐ 收取病史问卷（参见附录1 门诊病史问卷）
- ☐ 核实病史及体格检查结果
- ☐ 收集、评估、解释辅助检查结果
- ☐ 继续完成门诊病历书写
- ☐ 评估能否手术，提出初始治疗方案
- ☐ 开具预住院证，收入预入院系统
- ☐ 完成麻醉门诊，进行麻醉评估［参见附录2 美国麻醉医师协会（ASA）评估、附录3 ECOG评估］

  在预入院系统内完成以下工作（目的）

- ☐ 准备MDT 资料，并完成MDT（参见附录4 妇科恶性肿瘤MDT制度、附录5 妇科恶性肿瘤MDT记录）
- ☐ 初步确定手术方式和日期
- ☐ 预约入院时间及手术时间

第二节　住院标准化处理流程

一、第1日：收入住院

医生工作

- ☐ 住院病历自预入院系统转入入院系统
- ☐ 手术医师查看患者（询问病史及体格检查）
- ☐ 下达入院医嘱及术前医嘱
- ☐ 完成必要的相关科室会诊
- ☐ 根据体检、超声、病理结果等，以及肿瘤会议及MDT推荐治疗方案，行术前讨论，确定手术方案
- ☐ 上级医师及手术医师查房

医生工作

- ☐ 预约胃肠外科、泌尿科团队合作

- ☐ 预约ICU床位

- ☐ 住院医师完成术前小结、上级医师查房记录等病历书写（参见附录6 术前谈话、附录7 自费用品协议书、附录8 输血同意书）

- ☐ 备血，6个单位悬浮红细胞（在超广泛手术时应备血更多）

- ☐ 完成血栓形成风险评估，落实预防血栓形成措施（参见附录9 血栓形成风险评估表、附录10 妇科恶性肿瘤围手术期处理原则、附录11 妇科关于医用血栓预防弹力袜的使用规范）

- ☐ 完成术前准备（参见附录10 妇科恶性肿瘤围手术期处理原则、附录12 妇科恶性肿瘤术前准备）与术前评估

- ☐ 向患者及家属交待围手术期注意事项，告知基因检测事宜（上皮性卵巢癌）

护理工作

- ☐ 收取病史问卷

- ☐ 入院指导　　介绍病区环境、设施及各种住院制度，签订离院责任书（参见附录13患者入院服务流程）

- ☐ 执行入院医嘱

- 完善各项评估并落实相应干预防范措施

- ☐ ☐一般评估　　生命体征、意识、精神

  ☐专科评估　　有无腹部包块、腹胀、腹水

  ☐风险评估　　自理能力、安全高危、压疮、高危压疮

  ☐心理评估　　若患者心理测评分值正常，由病区护士行健康教育；若心理测评分值异常，则转至精神科，由精神科专家进行干预

  ☐营养筛查　　（参见附录14 NRS2002营养风险筛查表）

护理工作

☐ 活动指导　院内活动，按照"起床三部曲"（平躺睁眼三分钟；床上坐起三分钟；床旁站立三分钟，无不适再行走）指导患者的活动，防止坠床跌倒；有营养不良、腹胀、腹水多的患者需家属陪同活动

☐ 心理指导　了解患者病情、家庭、社会、心理状况，做好心理护理

☐ 健康教育　进行卵巢癌相关知识及围手术期健康宣教

☐ 行术前医嘱　参见附录10 妇科恶性肿瘤围手术期处理原则、附录12 妇科恶性肿瘤术前准备、附录15 妇科恶性肿瘤患者术前准备知情书

　　☐麻醉前禁饮2h，禁固体食物6h

　　☐肠道准备；有便秘者可灌肠2次，体弱者不能灌肠

　　☐备皮：用剪刀剪去阴毛，距离毛根部0.5cm

　　☐皮下注射低分子肝素钠（0.3ml）

☐ 协助患者规范穿着医用血栓预防弹力袜（穿着流程、穿着方法、注意事项及测量方法参见附录11 妇科关于医用血栓预防弹力袜使用规范），预防深静脉血栓形成

☐ 清洁全身皮肤：沐浴、剪指甲等，避免受凉感冒

二、第2日：手术，术后转入ICU监护（一晚或更长）

医生工作

☐ 执行手术核对制度

☐ 检查预防性抗生素的使用情况

☐ 检查患者体位是否正确，执行术中导尿

☐ 完成手术（严格遵循手术原则，参见附录16卵巢癌手术应遵循的原则）

☐ 术者完成手术记录（参见附录19 手术记录、附录20 手术记录书写规范）

☐ 住院医师完成术后病程记录

☐ 手术标本的拍照及送常规病理、免疫组化、BRCA1/2基因检测

☐ 向ICU医生交代术后注意事项（书面及床旁，参见附录21 ICU交接表）

医生工作

☐ 术后沟通：向患者及家属交代病情、术中情况及术后注意事项（参见附录22 妇科术后医患沟通）

护理工作

☐ 观察患者病情变化，如有发热等需暂停手术的情况，及时通知管床医生或值班医生查看患者，决定是否手术

☐ 阴道灌洗（见医嘱）

☐ 根据手术方式做好手术部位标识

☐ 检查患者术前准备情况（禁食禁饮时间、灌肠效果）

☐ 检查医嘱执行情况（皮试结果有无漏划、临时医嘱有无漏签字）

☐ 准备白蛋白（见医嘱）

☐ 病房护士与手术室护士在患者床旁认真核对患者姓名、住院号、床号等病历资料，当面交接，核对无误后签字

☐ 转入ICU，执行术后医嘱

三、第3日：转回病房

医生工作

☐ ICU查房，与ICU医生沟通患者情况，讨论能否转回普通病房并约定转回时间

☐ 患者转回病房后，住院医师立即查看患者，和ICU护送人员沟通患者情况及注意事项，注意患者生命体征及病情变化

☐ 查看引流管及尿管有无移位、脱落，注意引流量及尿量

☐ 查看腹部切口情况

☐ 查房，2次/日

☐ 检测血红蛋白、白细胞、C-反应蛋白，1次/日（肠吻合时），隔日1次（无肠吻合时）

☐ 查血电解质

医生工作

☐ 根据病情变化对长期医嘱及临时医嘱进行变动（参见附录10 妇科恶性肿瘤围手术期处理原则（术后）、附录23 术后饮食指导）

☐ 完成转入病程记录的书写

☐ 上级医师查房

护理工作

☐ 术后心理与生活护理

☐ 指导术后患者功能锻炼

☐ 遵医嘱将患者转回病房，做好与ICU的交接工作，特别注意患者病情、皮肤、切口及管道情况

☐ 持续心电监护和氧气吸入

☐ 管道护理

☐ 指导患者活动：依据患者病情，每日需规定其下床活动小时数（参见附录10 妇科恶性肿瘤围手术期处理原则）

☐ 呼吸训练：吹气球或利用呼吸训练器（见附录24 深呼吸训练器的使用方法）

☐ 遵医嘱完成液体治疗

☐ 鼓励患者进食蛋白含量高的食物

☐ 双下肢水肿或四肢水肿明显的患者，需观察患者皮肤有无皮损，肿胀程度是否好转

☐ 做好深静脉血栓的预防，如术中切脾需终身服用阿司匹林（参见附录10 妇科恶性肿瘤围手术期处理原则、附录25 气压治疗的操作流程）

☐ 术后镇痛（参见附录26 疼痛评估流程、附录27 患者自控制镇痛泵应用记录；附录26 硬膜外导管记录）

☐ 监测患者体温，q4h

☐ 需常规监测足背动脉搏动及双下肢皮温，并及时通知医生查看患者

☐ 观察患者切口有无渗血渗液，有无腹痛、腹胀，肛门是否排便排气，是否有呕心呕吐等症状

四、第4日（术后第2日）

医生工作

- ☐ 上级医师查房
- ☐ 住院医师完成病程记录书写
- ☐ 根据引流情况明确是否拔除引流管（参见附录10 妇科恶性肿瘤围手术期处理原则）
- ☐ 根据情况拔除尿管，并检查泌尿系统B超（参见附录10 妇科恶性肿瘤围手术期处理原则、附录29 膀胱残余尿量测定操作流程及要求说明）
- ☐ 复查血、尿常规，电解质

护理工作

- ☐ 随时观察患者情况
- ☐ 引流管道管理
- ☐ 遵医嘱拔除尿管，并监测残余尿量（参见附录29 膀胱残余尿量测定操作流程及要求说明）
- ☐ 遵医嘱拔除血浆引流管
- ☐ 纠正低蛋白血症
- ☐ 呼吸训练（参见附录24 深呼吸训练器的使用方法）
- ☐ 术后镇痛（参见附录26 疼痛评估流程、附录27 患者自控镇痛泵应用记录、附录28 硬膜外导管记录）
- ☐ 指导患者活动
- ☐ 术后心理、生活护理及健康教育
- ☐ 遵医嘱复查血、尿常规，电解质
- ☐ 观察患者切口有无渗血渗液，有无腹痛、腹胀，肛门是否排便排气，是否有恶心呕吐等症状

五、第5日～第7日

医生工作

- ☐ 上级医师查房

- ☐ 住院医师完成病程记录书写

- ☐ 检测血红蛋白、白细胞、C–反应蛋白，1 次/日（肠吻合时），隔日1次（无肠吻合时）

- ☐ 根据引流情况明确是否拔除引流管（若术后第4日未拔除）（参见附录10 妇科恶性肿瘤围手术期处理原则）

- ☐ 根据情况拔除尿管（若术后第4日未拔除）（参见附录10 妇科恶性肿瘤围手术期处理原则）

- ☐ 观察切口愈合情况

- ☐ 根据患者病情复查血、尿常规，电解质

- ☐ 根据病理检查结果进行多学科讨论，决定下一步治疗方案（参见附录4 妇科恶性肿瘤MDT制度、附录5 妇科恶性肿瘤MDT记录）

- ☐ 根据多学科讨论推荐方案告知患者后续治疗方案

护理工作

- ☐ 随时观察患者情况

- ☐ 开展术后心理与生活护理

- ☐ 指导术后患者功能锻炼

- ☐ 根据患者情况及医嘱，指导患者口服抗生素

- ☐ 引流管护理

- ☐ 观察患者切口有无渗血渗液

- ☐ 遵医嘱复查血、尿常规，电解质

- ☐ 根据肿瘤分期做好化疗相关健康教育

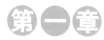

六、第8日、第9日

医生工作

☐ 上级医师查房

☐ 住院医师完成病程记录书写

☐ 根据引流情况明确是否拔除引流管（若术后第7日未拔除）

☐ 根据情况拔除尿管（若术后第7日未拔除）

☐ 复查血、尿常规，电解质（参见附录30 化疗前状况、附录2 ASA评估、附录3 ECOG评估）

☐ 签化疗知情同意书（参见附录31 妇科肿瘤化疗知情同意书）

☐ 做好化疗前预处理（参见附录32 化疗方案）

☐ 进行首次化疗（参见附录32 化疗方案）

护理工作

☐ 做好化疗的相关护理

☐ 化疗药物的配置（参见附录32 化疗方案）

☐ PICC置管的宣教（参见附录33 PICC置管流程、附录34 患者拒绝深静脉置管告知书）

☐ 告知患者化疗药物输注的注意事项

七、第10日、第11日：出院

医生工作

☐ 上级医师查房，进行手术及切口评估，确定有无手术并发症和切口愈合不良情况，明确是否出院（参见附录35 出院标准）

☐ 完成出院记录、病案首页的书写，办理出院证明等，向患者交代出院后的注意事项，如返院复诊的时间（预约下次门诊化疗时间）、地点，发生紧急情况时的处理等（参见附录36 患者出院致信模板）

☐ 根据术后病理及病情告知患者后续治疗方案

护理工作

- ☐ 出院宣教

- ☐ 指导患者办理出院手续（参见附录37 出院指南）

- ☐ 指导患者出院后护理注意事项，如造瘘口护理

第二章

宫颈癌标准化处理流程

此流程适用于以下情况：

（1）宫颈癌及可疑宫颈癌患者的初始手术治疗流程。

（2）保留生育功能的早期宫颈癌作为特殊情况，暂不适用该流程。

（3）不适合或拒绝初始手术治疗的病例，在进入该流程前期共同部分，并经MDT讨论决定进行同期放化疗或姑息治疗方案后，进入放化疗标准流程。

门诊（责任人：接诊医生）

☐ 询问病史及体格检查，发放病史问卷（参见附录1 门诊病史问卷）

☐ 开具必要的辅助检查（参见表2-1术前辅助检查项目列表）

☐ 宫颈活检，病理学检查（应进行阴道镜下活检）

☐ 完成门诊病历

预入院系统（责任人：AA，但MDT/分期/治疗方案制订必须由副高及以上职称医师负责）

☐ 指征：活检及锥切活检病理确诊宫颈癌

☐ 妇科肿瘤专家检查患者（预约），确定临床分期（FIGO 2018）

☐ 完善必要的辅助检查（参见表2-1术前辅助检查项目列表）

☐ 若合并内科疾病，请相关专业会诊及处理

☐ 麻醉门诊，进行麻醉评估（参见附录2 ASA评估、附录3 ECOG评估）

☐ 营养科会诊

预入院系统（责任人：AA，但MDT/分期/治疗方案制订必须由副高及以上职称医师负责）	

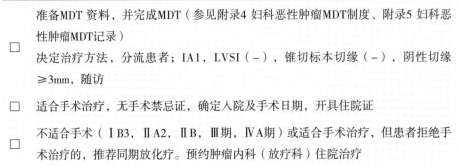

☐ 准备MDT 资料，并完成MDT（参见附录4 妇科恶性肿瘤MDT制度、附录5 妇科恶性肿瘤MDT记录）

决定治疗方法，分流患者；IA1，LVSI（−），锥切标本切缘（−），阴性切缘 ≥3mm，随访

☐ 适合手术治疗，无手术禁忌证，确定入院及手术日期，开具住院证

☐ 不适合手术（ⅠB3，ⅡA2，ⅡB，Ⅲ期，ⅣA期）或适合手术治疗，但患者拒绝手术治疗的，推荐同期放化疗。预约肿瘤内科（放疗科）住院治疗

表2-1　术前辅助检查项目列表

检查系统		门诊系统	预住院系统	住院系统			备注
				术后第1天	术后第2天	术后第5天	
实验室检查	血常规	√		√	√	√	
	阴道分泌物联合检查	√					
	尿常规						
	大便常规						
	感染性疾病筛查　乙肝	√					
	丙肝						
	梅毒						
	艾滋病						
	肝、肾功能						
	电解质						
	血糖						
	血型						
	凝血功能		√				
	宫颈HPV检测	√					
	肿瘤标记物（SCCA、CA 125等）				√		
	C-反应蛋白			√	√	√	
器官功能检查	心电图	√					
	超声心动图						
	心功能测定						
	肺功能测定						
影像学*检查							

*：详细的影像学检查选择见表2-2。

表2-2 影像学检查（依FIGO 2018宫颈癌分期选择）

检查项目	CINII ~ III	IA	IB1	IB2	IB3	II ~ IV	全子宫切除后意外发现的宫颈癌
阴道超声检查			常规				
泌尿系超声			常规				
腹部超声			常规				
胸部CT 平扫			常规				
腹盆腔增强CT			*	*	*		*
盆腔增强MRI		考虑	首选		考虑		考虑
全身PET-CT				首选			考虑
膀胱镜检查				考虑			
直肠镜检查				考虑			
麻醉下检查		妇科检查不满意时考虑					

*：PET-CT不可选时，可以考虑选择腹盆腔增强CT。

第一节 标准化流程一

适应证：宫颈活检不能确定有无微浸润癌或需要准确评估微浸润程度。

手术方式：诊断性宫颈锥切+子宫颈管搔刮术。

手术方法：首选冷刀锥切，若有足够的切缘和准确的定位，LEEP也可接受。

标准住院日：1日，24小时内。

负责人	流程	负责人
	接收入院	
	收取门诊病史问卷	
	健康教育	护士
	测生命体征	
	通知医生	
	核对MDT推荐方案及拟定的手术方案	
住院医师	检查术前辅助检查报告	
	授权委托书	
	知情同意书	
住院医师 麻醉医师 手术室护士	手术安全核查表	
住院医师	手术风险评估表	
麻醉医师	麻醉记录及评估表	
	执行术前医嘱	
	术前准备	护士
	与手术室人员交接患者	
获授权的医师	手术	
手术医师	完成手术记录	
	手术标本送病理检查	手术室护士
	与手术室人员交接患者	护士
手术医师	下达术后医嘱	
	执行术后医嘱	护士
	监测生命体征2小时	护士
手术医师	出院评估	

负责人	流程	负责人
住院医师	完成日间手术所有病历文书书写	
	交代出院注意事项及随访程序	护士
	办理出院	护士

第二节　标准化流程二

适应证：经锥切活检确诊ⅠA1/LVSI（–），患者无保留生育功能的愿望，且能耐受手术。

手术方式：筋膜外子宫切除术。

手术途径：经腹腔镜或经阴道或开腹，首选经腹腔镜或经阴道。

标准住院日：3日。

一、第1日：收住院，术前准备

医生工作

□　住院病历自预入院系统转入入院系统

□　手术医师查看患者（询问病史及体格检查）

□　下达入院医嘱及术前医嘱

□　根据MDT推荐治疗方案，完成术前讨论

□　上级医师及手术医师查房

□　住院医师完成术前小结、上级医师查房记录等病历书写

□　签署手术知情同意书（参见附录6 术前谈话）、自费用品协议书（参见附录7自费用品协议书）

□　签署麻醉知情同意书（麻醉医师完成）

医生工作

☐ 进行血栓形成风险评估，落实预防血栓形成措施（参见附录9 血栓形成风险评估表、附录10 妇科恶性肿瘤围手术期处理原则、附录11 妇科关于医用血栓弹力袜使用规范）

☐ 完成术前准备（参见附录10 妇科恶性肿瘤围手术期处理原则、附录12 妇科恶性肿瘤术前准备）

☐ 向患者及家属交代围手术期注意事项

护理工作

☐ 收取病史问卷

☐ 入院指导　　介绍病区环境、设施及各种住院制度，签订离院责任书（参见附录13 患者入院服务流程）

☐ 执行入院医嘱

完善各种评估单并落实相应干预防范措施

☐ | ☐一般评估 | 生命体征、意识、精神 |

☐专科评估　　有无腹部包块、腹胀、腹水

☐风险评估　　自理能力、安全高危、压疮、高危压疮

☐心理评估　　若患者心理测评分值正常，由病区护士行健康教育；若心理测评分值异常，则转至精神科，由精神科专家进行干预

☐营养筛查　　参见附录14 NRS2002营养风险筛查表

☐ 活动指导　　院内活动，按照"起床三部曲"（平躺睁眼三分钟；床上坐起三分钟；床旁站立三分钟，无不适再行走）指导患者的活动，防止坠床跌倒；有营养不良、腹胀、腹水多的患者需家属陪同活动

☐ 心理指导　　了解患者病情、家庭、社会、心理状况，做好心理护理

☐ 健康教育　　进行子宫颈癌相关知识及围手术期健康宣教

护理工作

☐ 执行术前医嘱

（参见附录10 妇科恶性肿瘤围手术期处理原则、附录12 妇科恶性肿瘤术前准备、附录15 妇科恶性肿瘤患者术前准备知情书）

☐麻醉前禁饮2h，禁固体食物6h

☐肠道准备；有便秘者可灌肠2次，体弱者不能灌肠

☐备皮：用剪刀剪去阴毛，距离毛根部0.5 cm

☐皮下注射低分子肝素钠（0.3 ml）

☐ 协助患者规范穿着医用血栓预防弹力袜（穿着流程、穿着方法、注意事项及测量方法参见附录11 妇科关于医用血栓预防弹力袜的使用规范），预防深静脉血栓形成

☐ 清洁全身皮肤：沐浴、剪指甲等，避免受凉感冒

二、第2日：手术日

医生工作

☐ 执行手术核对制度

☐ 检查预防性抗生素的使用情况

☐ 检查患者体位是否正确

☐ 完成手术（严格遵循手术原则，参见附录17 宫颈癌手术应遵循的原则）

☐ 手术标本常规送石蜡组织病理学检查

☐ 下达术前医嘱

☐ 下达术后医嘱

☐ 术者完成手术记录（附录20 手术记录书写规范）

☐ 住院医师完成术后病程记录

☐ 手术标本的拍照及送常规病理

☐ 术后沟通，向患者及家属交代病情、术中情况及术后注意事项（参见附录22 妇科术后医患沟通表）

护理工作

- [ ] 术前观察患者病情变化，如有发热等需暂停手术的情况，及时通知管床医生或值班医生查看患者，决定是否取消手术

- [ ] 阴道灌洗（遵医嘱）

- [ ] 根据手术方式做好手术部位标识

- [ ] 检查患者术前准备情况（禁食禁饮时间、灌肠效果）

- [ ] 检查医嘱执行情况（皮试结果有无漏划、临时医嘱有无漏签字）

- [ ] 病房护士与手术室护士在患者床旁认真核对患者姓名、住院号、床号等病历资料，当面交接核对无误后签字

- [ ] 术前　与麻醉医师及手术室护士交接患者及注意事项，特别注意患者病情、皮
- [ ] 术后　肤、切口及管道情况

- [ ] 术后心理与生活护理

- [ ] 指导术后患者功能锻炼

- [ ] 持续心电监护和氧气吸入

- [ ] 管道的护理

- [ ] 指导患者活动：依据患者病情，每日需规定其下床活动小时数（参见附录10 妇科恶性肿瘤围手术期处理原则）

- [ ] 呼吸训练：吹气球或使用深呼吸训练器（参见附录24 深呼吸训练器的使用方法）

- [ ] 遵医嘱完成液体治疗

- [ ] 做好深静脉血栓的预防（参见附录10 妇科恶性肿瘤围手术期处理原则、附录25 气压治疗的操作流程）

- [ ] 术后镇痛（参见附录26 疼痛评估流程、附录27 患者自控镇痛泵应用记录、附录28 硬膜外导管记录）

- [ ] 监测患者体温，q4h

- [ ] 观察患者切口有无渗血渗液、有无腹痛、腹胀、肛门是否排便排气，是否有呕心呕吐等症状

三、第3日（术后第1日）

医生工作

☐ 查房（2 次/日）

☐ 查看腹部切口情况

☐ 检测血红蛋白、白细胞、C-反应蛋白，1 次/日

☐ 查血电解质

☐ 继续治疗内科合并症：监测血糖、血压，调整胰岛素用量、降压药剂量等

☐ 术后镇痛治疗

☐ 术后止吐治疗

☐ 术后饮食指导

☐ 术后活动指导

☐ 术后液体管理

☐ 术后引流管管理

☐ 术后尿管管理（参见附录29 膀胱残余尿量测定操作流程及要求说明）

☐ 根据病情变化对长期医嘱及临时医嘱进行变动［参见附录10 妇科恶性肿瘤围手术期处理原则（术后）、附录23 术后饮食指导］

☐ 完成病程记录的书写

☐ 上级医师查房

护理工作

☐ 指导患者活动：依据患者病情，每日需规定其下床活动小时数（参见附录10 妇科恶性肿瘤围手术期处理原则）

☐ 鼓励患者进食蛋白质含量高的食物

☐ 如双下肢水肿或四肢水肿明显的患者，需观察患者皮肤有无皮损，肿胀程度是否好转

☐ 需常规监测足背动脉搏动及双下肢皮温，并及时通知医生查看患者

四、第4日（术后第2日）：出院

医生工作

☐ 上级医师查房，进行手术及切口评估，确定有无手术并发症和切口愈合不良等情况，明确是否出院（参见附录35 出院标准）

☐ 完成出院记录、病案首页的书写，办理出院证明等，向患者交代出院后的注意事项，如返院复诊的时间（预约下次门诊复诊时间）、地点，发生紧急情况时的处理等（参见附录36 患者出院致信模板）

☐ 根据术后病理及病情行MDT，MDT后告知后续治疗方案

护理工作

☐ 出院宣教

☐ 指导患者办理出院手续（参见附录35 出院指南）

☐ 复查时间

☐ 交代出院带药服用方法

第三节　标准化流程三

本SOP适用于国际妇产科联盟（FIGO）2018宫颈部分期为IA1期伴LVSI（+）、以及IA2/IB1、IB2、IIA1期的患者。

一、第1日：收住院

医生工作

☐ 住院病历自预入院系统转入入院系统

☐ 手术医师查看患者（询问病史及体格检查）

☐ 下达入院医嘱及术前医嘱

☐ 根据MDT推荐治疗方案，完成术前讨论

医生工作

- ☐ 上级医师及手术医师查房

- ☐ 预约胃肠外科、泌尿科团队合作（必要时）

- ☐ 预约ICU床位

- ☐ 住院医师完成术前小结、上级医师查房记录等病历书写

- ☐ 签署手术知情同意书（参见附录6 术前谈话）、自费用品协议书（参见附录7 自费用品协议书）、输血同意书（参见附录8 输血同意书）

- ☐ 备血，2个单位悬浮红细胞

- ☐ 完成血栓形成风险评估，落实预防血栓形成措施（参见附录9 血栓形成风险评估表、附录10 妇科恶性肿瘤围手术期处理原则、附录11 妇科关于医用血栓预防弹力袜的使用规范）

- ☐ 完成术前准备（参见附录10 妇科恶性肿瘤围手术期处理原则、附录12 妇科恶性肿瘤术前准备）

- ☐ 向患者及家属交待围手术期注意事项

护理工作

- ☐ 收取病史问卷

- ☐ 入院指导　　介绍病区环境、设施以及各种住院制度，签订离院责任书（参见附录13 患者入院服务流程）

- ☐ 执行入院医嘱

完善各项评估单并落实相应干预防范措施

- ☐一般评估　　生命体征、意识、精神

- ☐专科评估　　有无腹部包块、腹胀、腹水

- ☐风险评估　　自理能力、安全高危、压疮、高危压疮

- ☐心理评估　　若患者心理测评分值正常，由病区护士行健康教育；若心理测评分值异常，则网转至精神科，由精神科专家进行干预

- ☐营养筛查　　参见附录14 NRS2002营养风险筛查表

护理工作		
☐	活动指导	院内活动，按照"起床三部曲"（平躺睁眼三分钟；床上坐起三分钟；床旁站立三分钟，无不适再行走）指导患者的活动，防止坠床跌倒；有营养不良、腹胀、腹水多的患者需家属陪同运动
☐	心理指导	了解患者病情、家庭、社会、心理状况，做好心理护理
☐	健康教育	进行宫颈癌相关知识及围手术期健康宣教
☐	执行术前医嘱	☐麻醉前禁饮2h，禁固体食物6h ☐肠道准备；有便秘者可灌肠2次，体弱者不能灌肠 ☐备皮：用剪刀剪去阴毛，距离毛根部0.5 cm ☐皮下注射低分子肝素钠（0.3 ml）
☐		协助患者规范穿着医用血栓预防弹力袜（穿着流程、穿着方法、注意事项及测量方法参见附录11 妇科关于医用血栓预防弹力袜的使用规范），预防深静脉血栓形成
☐		清洁全身皮肤：沐浴、剪指甲等，避免受凉感冒

二、第2日：手术，术后转入ICU监护（一晚或更长）

医生工作	
☐	执行手术核对制度
☐	检查预防性抗生素的使用情况
☐	检查患者体位是否正确
☐	完成手术（严格遵循手术原则，参见附录17 宫颈癌手术应遵循的原则）
☐	术者完成手术记录（参见附录20 手术记录书写规范）
☐	住院医师完成术后病程记录
☐	向ICU医生交代术后注意事项（书面及床旁，参见附录21 ICU交接表）
☐	术后沟通，向患者及家属交代病情、术中情况及术后注意事项（参见附录22 妇科术后医患沟通表）

护理工作

- ☐ 术前观察患者病情变化，如有发热等需暂停手术的情况，及时通知管床医生或值班医生查看患者，决定是否取消手术
- ☐ 术晨导尿并做好尿管标识
- ☐ 阴道灌洗（遵医嘱）
- ☐ 根据手术方式做好手术部位标识
- ☐ 检查患者术前准备情况（禁食禁饮时间、灌肠效果）
- ☐ 检查医嘱执行情况（皮试结果有无漏划、临时医嘱有无漏签字）
- ☐ 病房护士与手术室护士在患者床旁认真核对患者姓名、住院号、床号等病历资料，当面交接核对无误后签字
- ☐ 转入ICU，执行术后医嘱。

三、第3日：转回病房

医生工作

- ☐ ICU查房，与ICU医生沟通患者情况，讨论能否转回普通病房并约定转回时间
- ☐ 患者转回病房后，住院医师立即查看患者，和ICU护送人员沟通患者情况及注意事项，注意生命体征及病情变化
- ☐ 查看引流管及尿管有无移位、脱落，注意引流量及尿量
- ☐ 查看腹部切口情况
- ☐ 查房，2次/日
- ☐ 检测血红蛋白、白细胞、C-反应蛋白，1次/日（肠吻合或修补时），隔日1次（无肠吻合时）
- ☐ 查血电解质
- ☐ 继续治疗内科合并症：监测血糖，调整胰岛素用量、降压药等
- ☐ 术后镇痛治疗
- ☐ 术后止吐治疗

医生工作

☐ 术后饮食指导

☐ 术后活动指导

☐ 术后液体管理

☐ 术后引流管管理

☐ 术后尿管管理

☐ 根据病情变化对长期医嘱及临时医嘱进行变动 [参见附录10 妇科恶性肿瘤围手术期处理原则（术后）、附录23 术后饮食指导]

☐ 完成转入病程记录的书写

☐ 上级医师查房

护理工作

☐ 术后心理与生活护理

☐ 指导术后患者功能锻炼

☐ 遵医嘱将患者转回病房，做好与ICU的交接工作，特别注意患者病情、皮肤、切口及管道情况

☐ 持续心电监护和氧气吸入

☐ 管道护理

☐ 指导患者活动：依据患者病情，每日需规定其下床活动小时数（参见附录10 妇科恶性肿瘤围手术期处理原则）

☐ 呼吸训练：吹气球或利用呼吸训练器（参见附录24 深呼吸训练器的使用方法）

☐ 遵医嘱完成液体治疗

☐ 鼓励患者进食蛋白质含量高的食物

☐ 如双下肢水肿或四肢水肿明显的患者，需观察患者皮肤有无皮损，肿胀程度是否好转

护理工作

- [ ] 做好深静脉血栓的预防，如术中切脾需终身服用阿司匹林（参见附录10 妇科恶性肿瘤围手术期处理原则、附录25 气压治疗的操作流程）
- [ ] 术后镇痛（参见附录26 疼痛评估流程、附录27 患者自控镇痛泵应用记录、附录28 硬膜外导管记录）
- [ ] 监测患者体温，q4h
- [ ] 需常规监测足背动脉搏动及双下肢皮温情况，并及时通知医生查看患者
- [ ] 观察患者切口有无渗血渗液，有无腹痛、腹胀，肛门是否排便排气，是否有恶心呕吐等症状

四、第4日（术后第2日）

医生工作

- [ ] 上级医师查房
- [ ] 住院医师完成病程记录书写
- [ ] 根据引流情况明确是否拔除引流管（参见附录10 妇科恶性肿瘤围手术期处理原则）
- [ ] 复查血、尿常规，电解质

护理工作

- [ ] 随时观察患者情况
- [ ] 引流管道管理
- [ ] 导尿管管理
- [ ] 遵医嘱拔除血浆引流管
- [ ] 纠正低蛋白血症
- [ ] 呼吸训练（参见附录24 深呼吸训练器的使用方法）
- [ ] 术后镇痛（参见附录26 疼痛评估流程、附录27 患者自控镇痛泵应用记录、附录28 硬膜外导管记录）

护理工作

- ☐ 指导患者活动

- ☐ 术后心理、生活护理及健康教育

- ☐ 遵医嘱复查血、尿常规，电解质

- ☐ 观察患者切口有无渗血渗液，有无腹痛、腹胀，肛门是否排便排气，是否有呕心呕吐等症状

五、第5日、第6日

医生工作

- ☐ 上级医师查房

- ☐ 住院医师完成病程记录书写

- ☐ 检测血红蛋白、白细胞、C-反应蛋白，1 次/日（肠吻合时），隔日1次（无肠吻合时）

- ☐ 根据引流情况明确是否拔除引流管（若术后第4日未拔除）（参见附录10 妇科恶性肿瘤围手术期处理原则）

- ☐ 根据情况拔除尿管（保留神经术式），行泌尿系统超声检查，测定残余尿量（参见附录10 妇科恶性肿瘤围手术期处理原则、附录29 膀胱残余尿量测定操作流程及要求说明）

- ☐ 观察切口愈合情况

- ☐ 根据患者病情复查血、尿常规，电解质

- ☐ 核对手术后病理结果，必要时和病理科沟通

- ☐ 根据病理检查报告结果进行多学科讨论，决定下一步治疗方案（参见附录4 妇科恶性肿瘤的MDT制度、附录5 妇科恶性肿瘤的MDT记录）

- ☐ 根据多学科讨论推荐方案告知后续治疗方案

护理工作

- ☐ 随时观察患者情况

护理工作

☐ 术后心理与生活护理

☐ 指导术后患者功能锻炼

☐ 根据患者情况及医嘱，指导患者口服抗生素

☐ 引流管护理

☐ 观察患者切口有无渗血渗液

☐ 遵医嘱复查血、尿常规，电解质

☐ 根据肿瘤分期做好化疗相关健康教育

六、第7日：出院

医生工作

☐ 上级医师查房，进行手术及切口评估，确定有无手术并发症和切口愈合不良情况，明确是否出院（参见附录35 患者出院标准）

☐ 完成出院记录、病案首页的书写，办理出院证明等，根据术后病理及病情告知患者后续治疗方案及出院后的注意事项，如返院复诊的时间、地点，发生紧急情况时的处理等（参见附录36 患者出院致信模板）

☐ 根据术后病理及病情告知后续治疗方案

护理工作

☐ 出院宣教

☐ 指导患者办理出院手续（参见附录35 出院指南）

☐ 复查时间

第三章

子宫内膜癌标准化处理流程

第一节　门诊标准化处理流程

一、住院前两周内

（一）第一次接诊

医生工作

☐　询问病史及体格检查

☐　完成门诊病历书写

☐　发放病史问卷（参见附录1门诊病史问卷）

☐　开具必要的辅助检查（阴道超声、血常规、输血前检查、凝血功能检查）

☐　分段诊刮送病理检查

（二）第二次接诊

医生工作

☐　收取病史问卷

☐　核实病史及体格检查结果

☐　解释阴道超声及病理学报告，确定子宫内膜癌诊断

☐　补充完善门诊病历

☐　提出拟治疗方案

☐　进一步完善术前评估辅助检查

☐　预约专家门诊

二、住院前一周内（第三次接诊，专家门诊）

医生工作

- ☐ 核实病史及体格检查结果

- ☐ 评估、解释辅助检查结果

- ☐ 明确诊断

- ☐ 评估能否手术，提出初始治疗方案

- ☐ 开具预住院证，收入预入院系统

- ☐ 完成麻醉门诊，进行麻醉评估（参见附录2 ASA评估、附录3 ECOG评估）

  在预入院系统内完成以下工作（目的）

- ☐ 完善术前辅助检查

- ☐ 完成住院病历（入院记录）书写

- ☐ 如果患者合并糖尿病、高血压，则请相关专业科室会诊并调整血糖、血压

- ☐ 准备MDT 资料，并完成MDT（参见附录4 妇科恶性肿瘤MDT制度、附录5 妇科恶性肿瘤MDT记录）

- ☐ 初步确定手术方式和日期

- ☐ 预约入院时间及手术时间

第二节　住院标准化处理流程

一、第1日：收住院

医生工作

- ☐ 住院病历自预入院系统转入入院系统

- ☐ 手术医师查看患者（询问病史及体格检查）

- ☐ 下达入院医嘱及术前医嘱

- ☐ 完成必要的相关科室会诊（麻醉科、营养科）

- ☐ 根据肿瘤会议及MDT推荐治疗方案，完成术前讨论

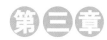

医生工作

- ☐ 上级医师及手术医师查房

- ☐ 预约胃肠外科、泌尿科团队合作（必要时）

- ☐ 预约ICU床位

- ☐ 住院医师完成术前小结、上级医师查房记录等病历书写

- ☐ 签署手术知情同意书（参见附录6术前谈话）、自费用品协议书（参见附录7自费用品协议书）、输血同意书（参见附录8单位）

- ☐ 备血，2个单位悬浮红细胞

- ☐ 完成血栓形成风险评估及落实预防血栓形成措施（参见附录9 血栓形成风险评估表、附录10 妇科恶性肿瘤围手术期处理原则、附录11 妇科关于医用血栓预防弹力袜的使用规范）

- ☐ 完成术前准备（参见附录10 妇科恶性肿瘤围手术期处理原则、附录12 妇科恶性肿瘤术前准备）

- ☐ 向患者及家属交代围手术期注意事项

护理工作

- ☐ 收取病史问卷

- ☐ 入院指导　　介绍病区环境、设施及各种住院制度，签订离院责任书（参见附录13 患者入院服务流程）

- ☐ 执行入院医嘱

完善各项评估单并落实相应干预防范措施

- ☐一般评估　　生命体征、意识、精神

- ☐专科评估　　有无腹部包块、腹胀、腹水

- ☐风险评估　　自理能力、安全高危、压疮、高危压疮

- ☐心理评估　　若患者心理测评分值正常，由病区护士行健康教育；若心理测评分值异常，则网转至精神科，由精神科专家进行干预

- ☐营养筛查　　参见附录14 NRS2002营养风险筛查表

护理工作		

☐ 活动指导　院内活动，按照"起床三部曲"（平躺睁眼三分钟；床上坐起三分钟；床旁站立三分钟，无不适再行走）指导患者的活动，防止坠床跌倒；有营养不良、腹胀、腹水多的患者需家属陪同运动

☐ 心理指导　了解患者病情、家庭、社会、心理状况，做好心理护理

☐ 健康教育　进行子宫内膜癌相关知识及围手术期健康宣教

参见附录10 妇科恶性肿瘤围手术期处理原则、附录12 妇科恶性肿瘤术前准备、附录15 女性生殖系统恶性肿瘤患者术前准备知情书

☐ 执行术前医嘱　☐麻醉前禁饮2h，禁固体食物6h

☐肠道准备；有便秘者可灌肠2次，体弱者不能灌肠

☐备皮：用剪刀剪去阴毛，距离毛根部0.5cm

☐皮下注射低分子肝素钠（0.3ml）

☐　协助患者规范穿着医用血栓预防弹力袜（穿着流程、穿着方法、注意事项及测量方法参见附录11 医用血栓预防弹力袜的使用规范），预防深静脉血栓形成

☐ 清洁全身皮肤：沐浴、剪指甲等，避免受凉感冒

二、第2日：手术

患者术后转入ICU监护（一晚或更长）。

医生工作	

☐ 执行手术核对制度

☐ 检查预防性抗生素的使用情况

☐ 检查患者体位是否正确；术中导尿

☐ 完成手术，严格遵循手术原则（参见附录18 子宫内膜癌手术应遵循的原则）

☐ 术者完成手术记录（参见附录20 手术记录书写规范）

☐ 住院医师完成术后病程记录

医生工作

☐ 向ICU医生交代术后注意事项（书面及床旁，参见附录21 ICU交接表）

☐ 术后沟通，向患者及家属交代病情、术中情况及术后注意事项（参见附录20 妇科术后医患沟通）

护理工作

☐ 观察患者病情变化，如有发热等需暂停手术的情况，及时通知管床医生或值班医生查看患者，决定是否手术

☐ 阴道灌洗（见医嘱）

☐ 根据手术方式做好手术部位标识

☐ 检查患者术前准备情况（禁食禁饮时间、灌肠效果）

☐ 检查医嘱执行情况（皮试结果有无漏划、临时医嘱有无漏签字）

☐ 病房护士与手术室护士在患者床旁认真核对患者姓名、住院号、床号等病历资料，当面交接核对无误后签字

☐ 转入ICU，执行术后医嘱。

三、第3日（术后第1日）：转回病房

医生工作

☐ ICU查房，与ICU医生沟通患者情况，讨论能否转回普通病房并约定转回时间

☐ 患者转回病房后，住院医师立即查看患者，和ICU护送人员沟通患者情况及注意事项，注意患者生命体征及病情变化。

☐ 查看引流管及尿管有无移位、脱落，注意引流量及尿量

☐ 查看腹部切口情况

☐ 查房，2次/日

☐ 检测血红蛋白、白细胞、C-反应蛋白，1次/日（肠吻合时），隔日1次（无肠吻合时）

☐ 查血电解质

医生工作

- ☐ 继续治疗内科合并症：监测血糖，调整胰岛素用量，降压药用量等
- ☐ 术后镇痛治疗
- ☐ 术后止吐治疗
- ☐ 术后饮食指导
- ☐ 术后活动指导
- ☐ 术后液体管理
- ☐ 术后引流管管理
- ☐ 术后尿管管理
- ☐ 根据病情变化对长期医嘱及临时医嘱进行变动［参见附录10 妇科恶性肿瘤围手术期处理原则（术后）、附录23 术后饮食指导］
- ☐ 完成转入病程记录的书写
- ☐ 上级医师查房

护理工作

- ☐ 术后心理与生活护理
- ☐ 指导术后患者功能锻炼
- ☐ 遵医嘱将患者转回病房，做好与ICU的交接工作，特别注意患者病情、皮肤、切口及管道情况
- ☐ 持续心电监护和氧气吸入
- ☐ 管道的护理
- ☐ 指导患者活动：依据患者病情，每日需规定其下床活动小时数（参见附录10 妇科恶性肿瘤围手术期处理原则）
- ☐ 呼吸训练：吹气球或利用呼吸训练器（参见附录24 深呼吸训练器的使用方法）
- ☐ 遵医嘱完成液体治疗
- ☐ 鼓励患者进食蛋白质含量高的食物

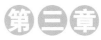

护理工作

- [ ] 双下肢水肿或四肢水肿明显的患者，需观察患者皮肤有无皮损，肿胀程度是否好转
- [ ] 做好深静脉血栓的预防（参见附录10 妇科恶性肿瘤围手术期处理原则、附录23 气压治疗的操作流程）
- [ ] 术后镇痛（参见附录24 疼痛评估流程、附录27 患者自控镇痛泵应用记录、附录28 硬膜外导管记录）
- [ ] 监测患者体温，q4h
- [ ] 需常规监测足背动脉搏动及双下肢皮温情况，及时通知医生查看患者
- [ ] 观察患者切口有无渗血渗液，有无腹痛、腹胀，肛门是否排便排气，是否有呕心呕吐等症状

四、第4日（术后第2日）

医生工作

- [ ] 上级医师查房
- [ ] 住院医师完成病程记录书写
- [ ] 根据引流情况明确是否拔除引流管（参见附录10 妇科恶性肿瘤围手术期处理原则）
- [ ] 根据情况拔除尿管，并检查泌尿系统B超（参见附录10 妇科恶性肿瘤围手术期处理原则、附录27 膀胱残余尿量测定操作流程及要求说明）
- [ ] 复查血、尿常规，电解质

护理工作

- [ ] 随时观察患者情况
- [ ] 引流管道管理
- [ ] 遵医嘱拔除尿管，并监测残余尿（参见附录29 膀胱残余尿量测定操作流程及要求说明）
- [ ] 呼吸训练（参见附录24 深呼吸训练器的使用方法）

护理工作

- [ ] 术后镇痛（参见附录24 疼痛评估流程、附录27 患者自控镇痛泵应用记录、附录28 硬膜外导管记录）
- [ ] 指导患者活动
- [ ] 术后心理、生活护理及健康教育
- [ ] 遵医嘱复查血、尿常规，电解质
- [ ] 观察患者切口有无渗血渗液，有无腹痛、腹胀，肛门是否排便排气，是否有呕心呕吐等症状

五、第5日（术后第3日）

医生工作

- [ ] 上级医师查房
- [ ] 住院医师完成病程记录书写
- [ ] 检测血红蛋白、白细胞、C-反应蛋白，1 次/日（肠吻合时），隔日1次（无肠吻合时）
- [ ] 根据引流情况明确是否拔除引流管（若术后第2日未拔除）（参见附录10 妇科恶性肿瘤围手术期处理原则）
- [ ] 根据情况拔除尿管（若术后第4日未拔除）（参见附录10 妇科恶性肿瘤围手术期处理原则）
- [ ] 观察切口愈合情况
- [ ] 根据患者病情复查血、尿常规，电解质
- [ ] 根据病理检查结果进行MDT，决定下一步治疗方案（参见附录4 妇科恶性肿瘤的MDT制度、附录5 妇科恶性肿瘤的MDT记录）
- [ ] 根据多学科讨论推荐方案告知患者后续治疗方案

护理工作

- [ ] 随时观察患者情况

护理工作

- ☐ 开展术后心理与生活护理

- ☐ 指导术后患者功能锻炼

- ☐ 根据患者情况及医嘱，指导患者口服抗生素

- ☐ 引流管护理

- ☐ 观察患者切口有无渗血渗液

- ☐ 遵医嘱复查血、尿常规，电解质

- ☐ 根据肿瘤分期做好化疗相关健康教育

六、第6日（术后第4日）：出院

医生工作

- ☐ 上级医师查房，进行手术及切口评估，确定有无手术并发症和切口愈合不良情况，明确是否出院（参见附录35 患者出院标准）

- ☐ 完成出院记录、病案首页的书写，办理出院证明等，向患者交代出院后的注意事项，如返院复诊的时间（预约下次门诊化疗时间）、地点，发生紧急情况时的处理等（附录36 患者出院致信模板）

- ☐ 根据术后病理及病情告知患者后续治疗方案

护理工作

- ☐ 出院宣教

- ☐ 指导患者办理出院手续（附录37 出院指南）

- ☐ 复查时间

- ☐ 预约下次随访或进一步治疗（放疗）的时间

- ☐ 指导出院带药服用方法

- ☐ 协助患者办理出院手续，提供医保流程办理出院流程

附　录

附录1　门诊病史问卷

尊敬的患者：

　　该病史调查问卷关系着您疾病的正确诊断与规范化处理，请您如实填写以下表格中的内容，并在办理入院手续时交给管床医生，这将作为病历的一部分进行存档。如果您对某些项目存在疑问或不清楚，请与医生进行沟通咨询。在此衷心感谢您的合作，祝您早日康复！

个人信息

姓名　　　　　　年龄　　　　性别　　女　　　　民族

身份证号　　　　　　　　　电话号码

目前住址　　_____省_____市_____区（乡、镇）街道_____号（组）

联系人姓名　　　　　与您的关系　　　　　　联系人电话

个人史

1. 出生地：_____；久居：_____；
2. 特殊药品/放射线接触史：□无 □有（持续时间：_____）
3. 饮酒史：□无 □有（□偶尔饮酒 □规律饮酒：每日_____ml，持续_____年）
4. 吸烟史：□无 □有（□偶尔吸烟 □规律吸烟：每日_____支，持续_____年）

现病史

此次就诊原因

现病史

症状诱因	
症状性质	
程度	□可忍受　□不可忍受（采取何种措施后缓解：　　　　　　　　）
是否缓解	采取何种措施后缓解：
伴随症状	□畏寒发热　□心慌气促　□腹痛　□恶心　□呕吐　□腹胀 □腹泻　□便秘　□便血　□头晕乏力　□皮肤水肿　□尿频 □尿急　□尿痛　□血尿　□排尿困难　□阴道流液/流血（□持续性　□间歇性）
治疗经过	1. 就诊医院： 2. 所行检查、检验： 3. 治疗： 疗效：□有效　□无效

一般情况（自发病以来）

目前身高：_____cm　目前体重：_____kg　BMI：_____kg/m^2

食欲	□良好　□较差　□无法进食（持续时间：_____）
小便	□正常　□尿频　□尿急　□尿痛　□血尿　□排尿困难
大便	□正常　□腹泻　□便秘　□便血
睡眠	□良好　□偶尔失眠（是否口服助眠药物：□是　□否） □经常失眠（是否口服助眠药物：□是　□否）
精神	□良好　□尚可　□差
体重变化	□增加　□维持不变　□减轻
腹围	□增加　□维持不变　□减轻

既往史

慢性疾病史	□高血压	1. 病史_____年_____月；有无规律服药：□有　□无； 2. 具体药物及用法：_____； 3. 既往最高血压：_____mmHg； 4. 近一周血压波动：_____mmHg ~ _____mmHg； 5. 伴发：　　　　　　□脑血管疾病
	□心脏病	1. □冠心病　□高血压性心脏病　□先心病　□风心病 □心律失常； 2. 病史_____年_____月；有无规律服药：□有　□无； 3. 具体药物及用法：_____。
	□糖尿病	1. 病史_____年_____月；有无规律服药：□有　□无； 2. 具体药物及用法：_____； 3. 既往最高血糖：_____mmol/L； 4. 近一周血糖波动：_____ — _____mmol/L。
	□凝血障碍	1. 牙龈出血：□经常　□偶尔； 2. 皮肤淤斑、紫癜：□经常　□偶尔； 3. 病史_____年_____月；有无规律服药：□有　□无； 4. 具体药物及用法：_____。
	□肝炎	1. 具体类型：□甲肝　□乙肝　□丙肝　□戊肝 2. 病史_____年_____月；有无规律服药：□有　□无； 3. 具体药物及用法：_____。
	□肺部疾病	□肺结核　□哮喘　□COPD[1]　□阻塞性睡眠呼吸暂停低通气综合征
	□肾脏疾病	是否需要透析：□是　□否
	□血栓形成	□肺栓塞　□其他血管栓塞（　　　　　　　　　）　□下肢静脉曲张
	□传染性疾病	□艾滋病　□梅毒　□生殖器疱疹　□尖锐湿疣　□其他_____
	□其他疾病	□风湿　□肠易激综合证　□骨质疏松症　□癫痫　□青光眼 □心肌梗死　□甲状腺疾病　□偏头痛　□贫血　□尿失禁 □骨性关节炎

既往史

手术史

　　1. 手术时间：＿＿＿＿＿＿＿＿＿＿；名称：＿＿＿＿＿＿＿＿＿＿＿＿＿＿＿＿＿；

　　有无手术并发症：＿＿＿＿＿＿＿＿＿＿＿＿＿＿；输血：□是　□否

　　2. 手术时间：＿＿＿＿＿＿＿＿＿＿；名称：＿＿＿＿＿＿＿＿＿＿＿＿＿＿＿＿＿；

　　有无手术并发症：＿＿＿＿＿＿＿＿＿＿＿＿＿＿；输血：□是　□否

附注：如有恶性肿瘤史，请完善恶性肿瘤治疗问卷

体检史

　　TCT[2]　时间：　　年　　月　　日；结果：

　　HPV[3]　时间：　　年　　月　　日；结果：

　　乳腺　时间：　　年　　月　　日；结果：

过敏史　□无　□有（何种药物/食物：＿＿＿＿＿＿＿＿＿＿＿＿＿＿＿＿）

预防接种史

月经婚姻史

婚姻状况

　　□未婚　□已婚 [　　　　岁结婚，配偶身体状况：□良好　□患病（何种疾病：＿＿＿＿＿＿＿）

　　□死亡（死因：＿＿＿＿＿＿＿＿）]

月经状况

　　□尚未初潮

　　□周期性月经（初潮年龄：＿＿＿＿岁；规律：□是　□否）；

　　1. 月经周期：＿＿＿＿天（两次月经第一日间隔时间）；

　　2. 行经天数：＿＿＿＿天（每次月经持续时间）；

　　3. 月经量：□多　□适中　□少；

　　4. 痛经：□无　□轻微　□剧烈（服用药物止痛：□是　□否）

　　5. 末次月经第一天：＿＿＿＿年＿＿＿＿月＿＿＿＿日；

　　6. 是否为孕期：□是　□否

　　□已于＿＿＿＿岁绝经（□自然绝经　□手术因素）

月经婚姻史

生育史

怀孕次数：_____次；流产_____次；引产_____次；

生产次数：_____次（顺产_____次；剖宫产_____次）；

围产期并发症：

□大出血 □产褥感染 □产伤 □妊娠期高血压疾病 □妊娠期糖尿病

现有_____子_____女，身体状况：_____

家族史

请确认您家族中上下三代直系血亲有无下列遗传病史，如有，请勾选对应选项并写明与您的关系

□否认家族病史

□
有
家
族
病
史

与您的关系　　有下列病史

　　　　　　　□卵巢癌家族史　□乳腺癌家族史　□高血压家族史
　　　　　　　□糖尿病家族史　□血友病家族史　□静脉曲张
　　　　　　　□直肠癌　□抑郁症
　　　　　　　□其他遗传倾向疾病（名称：_____）
　　　　　　　□卵巢癌家族史　□乳腺癌家族史　□高血压家族史
　　　　　　　□糖尿病家族史　□血友病家族史　□静脉曲张
　　　　　　　□直肠癌　□抑郁症
　　　　　　　□其他遗传倾向疾病（名称：_____）

我确认以上问卷记录内容均真实准确。

患者（或委托人）签名：

_____年___月___日

注：[1]慢性阻塞性肺疾病；[2]宫颈癌筛查；[3]人类乳头瘤病毒

附录2　美国麻醉医师协会（ASA）评估

患者姓名：　　　　　性别：　　　　　年龄：　　　　　住院号：

床号：　　　　　填表时间：　　　　　医生签名：

麻醉风险评分		
分级	分值	标准
Ⅰ级	1	正常健康。除局部病变外，无周身性疾病。 如周身情况良好的腹股沟疝
Ⅱ级	2	轻度或中度的全身疾病。 如轻度糖尿病和贫血，新生儿和80岁以上老年人
Ⅲ级	3	有严重的周身性疾病，日常活动受限，但未丧失工作能力。 如重症糖尿病
Ⅳ级	4	有生命危险的严重周身性疾病，已丧失工作能力
Ⅴ级	5	病情危笃，又属紧急抢救手术，生命难以维持的濒死患者。 如主动脉瘤破裂

附录3 ECOG评估

患者姓名: 性别: 年龄: 住院号:

床号: 填表时间: 医生签名:

体力状况ECOG评分标准

分值	体力状况说明
0	活动能力完全正常,与起病前活动能力无任何差异
1	能自由走动及从事体力活动,包括一般家务或办公室工作,但不能从事较重的体力活动
2	能自由走动,生活自理,但已丧失工作能力,日间不少于一半时间可以起床活动
3	生活仅能部分自理,日间一半以上时间卧床或坐轮椅
4	卧床不起,生活不能自理
5	死亡

附录4　妇科恶性肿瘤MDT制度

● 所有女性生殖系统恶性肿瘤病例在治疗之前须经过MDT讨论（术中意外发现的须报科主任，并术后进行讨论）。

● 主治医生应当准备好MDT讨论资料（包括检查资料和PPT）。

● 主治医生上报科主任，科主任决定MDT日期和参加MDT的专科人员，由主治医生组织通知。

● 参加妇科恶性肿瘤MDT的专科包括但不限于以下专科：

妇科肿瘤、普外科、泌尿外科、放射科、超声科、麻醉科、ICU、病理科、肿瘤内科。

● MDT讨论应明确推荐治疗或进一步检查方案，一旦方案确定必须保证执行，若未再行MDT，不得更改MDT推荐意见。

● MDT文档记录格式参见附录5妇科恶性肿瘤MDT记录。

附录5　妇科恶性肿瘤MDT记录

肿瘤会议：_____年____月____日

患者姓名		出生日期		住院号	
申请讨论科室	□妇科　　□肿瘤内科　　□其他：				

诊断

病史

ECOG/ASA
评估结果　　　　　　　　　　　　BMI

家族病史

手术治疗史

影像学检查

血浆白蛋白

病理

讨论主题

参考依据

治疗推荐

参加人员

附录6　术前谈话

尊敬的女士：

因为您被诊断出患生殖系统恶性病变，需要进行手术治疗。该谈话为您提供详细的信息，请您务必在术前谈话前仔细阅读。

一、手术

有关手术的麻醉方式、途径及风险将由麻醉医师为您进行特别的解释。通常在手术开始时会为您经尿道或经腹壁置入"膀胱导尿管"。

手术常常经腹部切口（纵切口或者横切口，开腹术）进行，特别是在卵巢癌的处理中，需要有足够大的切口，即自剑突至耻骨联合全部切开，提供充分的暴露，在其他疾病治疗中有时也需要如此大的切口。

在有些病例中，手术可以经腹腔镜进行（微创，腹腔镜术），通过一个0.5～1 cm的脐部切口置入带微相机的光学仪器（腹腔镜）。为了看得清楚，在手术开始时通过气腹针或已置入的Trocar充入二氧化碳建立气腹，通过另外的切口，置入手术器械（如细的钳子和剪刀），术者通过观看监视器进行手术。有关两种开腹手术及腹腔镜手术的优缺点和风险及负担，我们将在谈话时准确地告知您。

根据疾病的种类和范围，可能需要切除宫颈、子宫、子宫和盆壁间的宫旁组织（看图示）和阴道上段，有时也需要切除卵巢及输卵管。通常大多数情况必须切除盆腔淋巴结，沿髂血管进行盆腔淋巴结切除和沿大血管切除腹主动脉旁淋巴结。

由于病变可能涉及其他的盆腔结构，如部分或全部腹膜、部分小肠和部分大肠、大网膜、脾脏、胆囊、部分肝脏、膀胱及横膈和脂肪组织。在有些情况下，这些组织也必须进行切除。有时需要建立临时或永久的人工尿引流通道或行人工肠造口术（人工肛门）。

术中可能对病变组织进行送快速病理检查以便确定必要切除的范围。

如果有生育需求，且病变局限，可以考虑保留生育能力的术式。

我们将和您进行沟通，讨论您疾病的状况。绝经期后的患者也可以根据自己的意愿或者我们的医疗建议切除健康的卵巢，因此时卵巢已失去功能，且日后同样有发生恶性肿瘤的风险。手术医生常常在手术结束时放置腹腔引流管，引流创面渗液及淋巴液。

二、改变术式或扩大手术范围

术前的检查只能对病变的范围进行估计，有可能在手术中发现需要扩大手术范围或者改变手术方式（如腹腔镜术中转开腹术，以切除更多的器官或组织）。

极个别病例，开腹后才能够明确手术已失去意义，放疗或者化疗可能较手术能给患者带来更大的获益。在这种情况下，放弃手术，仅取病灶组织送检以明确诊断。

三、替代治疗

如果有其他的替代治疗方案（如放疗或化疗），或者与手术相结合的方案，考虑与手术相结合的方案。我们将会就其优缺点，不同的结局、风险及康复的机会和您进行详细的讨论。

四、风险和可能的并发症

这里描述的概率并非与药物说明书里描述的一致，在这里只是有助于评估相互之间的风险。尽管手术者非常仔细认真，但仍然会出现并发症，有时会影响患者生命。如出现并发症，则需要进一步的治疗甚至再手术。您以前所患疾病或个体特异性会对并发症的发生率有明显的影响。医生在术前谈话中会进一步告知您可能存在的个体风险。

（一）邻近器官损伤

因术中分离粘连等操作可能导致局部血供障碍引起器官损害，需要进一步手术处理，特别是伴随有肠道手术或肠道损伤时，会产生严重的并发症（如腹膜炎、肠麻痹、肠梗阻），可能需要开腹或腹腔镜手术处理。

（二）术中出血和术后出血

术中出血和术后出血需要手术止血和（或）输血，在液体输入和输血过程中，有感染疾病的风险（如肝炎、艾滋病）。如果必须切除淋巴结，可能会出现淋巴液腹腔的聚集、淋巴囊肿的形成，和（或）淋巴管堵塞造成的下肢水肿。淋巴囊肿可能需要再次手术处理，下肢淋巴管堵塞可以通过弹力绷带（或弹力袜）或者理疗（如淋巴引流）来减轻症状。下肢的水肿常常（但并不是总是）可随着时间好转。

（三）切口感染

感染切口需要药物或手术处理（如抗生素、抗菌药物或者切口开放）。极少情况下会导致威胁生命的败血症，一旦出现必须进行强化处理。

（四）缝合或者瘢痕破裂（切口裂开）

在开腹手术后可能会出现切口及瘢痕裂开，多数需要二次手术缝合。

（五）瘢痕增生（瘢痕疙瘩）

患者相应的特殊体质或者切口愈合过程障碍可能会出现瘢痕增生，表现为皮肤色素沉着、疼痛或活动障碍。有时可能需要后期的矫形术。

（六）瘘道形成

瘘道形成为肠管与肠管、肠管和（或）尿路、阴道和（或）腹壁损伤、肠道供血功能紊乱导致的不良结局，发生概率低，一旦发生通常需要再次手术处理。

（七）排尿功能障碍

患者术后可能会出现短暂的排尿功能障碍。长期的膀胱排空功能障碍（如需要长期的尿管放置）即尿潴留，非常罕见，取决于手术切除的范围。

留置尿管可能导致出血、尿路感染、尿路损伤。极少数病例可能产生尿道瘢痕或狭窄，导致排尿障碍（长远并发症史会造成肾损害）。

（八）腹胀、腹痛

腹腔镜手术需建立气腹，气体会引起患者产生短暂的饱胀感、上肢及肩部或颈部产生疼痛及皮下捻发音，通常情况下几天后会消失。

（九）膀胱和（或）肠道功能障碍

膀胱和（或）肠道功能障碍可能表现为残余尿、便秘、失禁，需要药物治疗，极少情况下需要手术处理。

（十）切口部位感觉异常

手术切口切断皮肤神经，术后瘢痕部位出现感觉异常，通常是无法避免的，但随着时间延长会恢复。

（十一）术后腹腔粘连

术后腹腔粘连可能会在术后长时间内引起慢性腹痛，极少情况下会导致影响生命的肠梗阻，需要再一次手术，甚至必须进行人工肠造口术。

（十二）过敏或不耐受

患者如果对某些材料或药物过敏会导致急性休克，甚至出现生命危险，但是这种情况非常罕见，需要紧急的严密处理措施。

（十三）血栓和栓塞

血栓的形成或脱落（如通过手术或者损伤以及其他）可能会导致严重的并发症（如血管闭塞、肺栓塞、脑卒中、心肌梗死）。

药物预防血栓和栓塞会出现出血或术后出血，在肝素应用极少情况会出现肝素诱导的血小板减少症。

（十四）皮肤组织神经损害

体位和伴随手术的措施（如注射、消毒、激光、电刀）引起的皮肤组织神经损害少见，但是有可能的。皮肤组织神经损害可能的、甚至是长期的影响后果包括疼痛、炎症、神经组织坏死，以及四肢感觉功能紊乱、障碍、麻痹。

请在术前谈话中咨询所有您感兴趣的，以及对您重要或者不清楚的所有问题。

五、手术的影响和远期影响

子宫切除显然失去了妊娠及月经的可能。当双侧卵巢切除后，年轻妇女会出现更年期症状（如潮热）。这些症状多数可以通过药物抑制或减轻。极少情况下，卵巢的血液供应障碍也可导致更年期症状的出现。

术后是否会出现抑郁和（或）性欲的增强或减弱显然依赖于个人性格和生活状况（如年龄、生育愿望和性伴侣的理解）。

切除阴道上段后，阴道变短，部分患者会感觉到性生活受到影响。

六、成功预期

恶性肿瘤的预后取决于肿瘤的种类、位置、范围及患者的疾病诊断和手术时机，还可能与手术后额外的治疗措施（如化疗或放疗）有关。是否进行放疗或化疗特别要依赖于最后的病理组织学结果及疾病的种类。收集好所有的检查结果后，我们会与您讨论您属于哪种情况，建议哪种额外的治疗，但是恶性肿瘤的永久治愈是没有保障的。

请务必注意，否则医生的处理是无差异的。

术前请您向医生汇报所有目前正在服用的药物，经医生确定后决定是否停药或使用替代药物，特别是涉及抑制凝血功能的药物（如苯丙香豆素、阿司匹林、波立维、保栓通、达比加群、利伐沙班和阿哌沙班）。

子宫切除术后，在最初的几周内会出现阴道分泌物增多，甚至包括血性成分，因此在术后几周内禁止性生活，只能用护垫不能用阴道棉球，同时避免重体力劳动（比如举重）。这种预防措施需要采取多长时间需要与您的医生进行讨论。

当出现腹壁、下肢疼痛（特别是肾区），膀胱功能紊乱，出血，发热（体温超过38℃），眩晕，恶心等变化，应立即通知医生，即使这些症状在出院后的几天内出现也要报告。

_____ _____ _____

   地点   日期   医生

_____医生对术前谈话的声明

特别讨论了以下内容：

手术的必要程度和紧迫程度、手术方式的选择和进行方式、不同方式的优缺点、手术扩大或手术改变的可能性（如腹腔镜术中转开腹术）、风险及可能的并发症、增加风险的特殊因素、可能的同时或后续干预（如输血）、成功预期、行为提醒、注意事项。请在这里记录特别的谈话内容（如拒绝某一治疗措施、需要关注的护理情况、全权委托人及特别的解释及谈话的时间）。

_____

_____

_____

_____

_____

_____

_____

计划切除

□宫颈　□子宫　□子宫及盆壁的宫旁组织　□阴道上段　□大网膜

□卵巢及输卵管　□盆腔淋巴结和腹主动脉旁淋巴结及下腔静脉旁淋巴结

□部分肠管（小肠　或　大肠）

□下面其他器官或结构（全部或部分）请注明＿＿＿＿＿＿＿＿＿＿

手术入路

□开腹　□腹腔镜

计划手术日期：＿＿＿＿＿＿＿＿＿＿＿＿＿＿＿＿＿＿＿＿＿＿＿

只有在拒绝的情况下适用：

　　不同意所建议的手术，我详细查看了前面的解释表并且完全理解，接受了医生对表中内容的详细解释。我明白拒绝对我的癌症疾病的具体治疗会使我的疾病治疗更加困难，甚至将来对我的身体和生命造成危险。

＿＿＿＿＿＿＿＿　　　＿＿＿＿＿＿＿＿　　　＿＿＿＿＿＿＿＿

地点/日期/时间　　　　　　患者姓名　　　　　　　　诊断

＿＿＿＿＿＿＿＿　　　＿＿＿＿＿＿＿＿

见证人　　　　　　　　　医生

同意书

　　我已经详细阅读了该解释内容，并在谈话中就我所关心的内容进行了提问，得到了医生完全和通俗易懂的解释。我进行了认真仔细的考虑，同意主诊医生提出的手术方式。对于术前预料不到的情况，术中根据情况可以进行术式的改变和手术范围的扩大（如腹腔镜术中转开腹术），我也全部同意。

＿＿＿＿＿＿＿＿　　　＿＿＿＿＿＿＿＿　　　＿＿＿＿＿＿＿＿

地点/日期/时间　　　　　　患者姓名　　　　　　　　医生

附录7　自费用品协议书

尊敬的患者、患者家属或患者的法定监护人、授权委托人：

根据有关规定，下列药品/材料不属于或者部分不属于工费医疗、大病统筹和社会基本医疗保险报销范围，此种药品/材料的费用需由患者个人承担。患者可以选择是否使用此种自费药品/材料。

患者姓名：_____		性别：_____	年龄：_____	住院号：_____		
序号	自费药品/医用耗材	患者、患者家属或患者法定监护人、授权委托人意见：有关此种药品/材料需要患者个人承担费用的情况，医生已经向我们详细告知。（患者或授权的亲属在相应栏内签名）			医生签字	签名日期
		我同意使用，并同意个人承担此种药品/耗材的费用	我不同意使用，对所发生的一切后果我自行承担责任。			
1						
2						
3						
4						
5						
6						
7						
8						
9						
10						

注：关于药品和耗材的其他告知内容详见具体的使用说明书

附录8　输血同意书

预定输血日期				
受血者检验记录：				初检ABO：
受血者姓名：	性别：	现住址：		初检RhD：
年龄：	民族：			
既往输血史：	孕：	产：		输血前检查：
输血反应：				HBsAg：
药物过敏史：				Anti-HIV：
受血者身份证：				Anti-HCV：
临床诊断：				梅毒：
输血目的：				
预定输注：				
输血方式：				

　　输血治疗可能出现的不良后果及医疗风险告知（谈话）的基本内容列举如下：

　　（1）某些疾病（如丁肝、戊肝、庚肝、巨细胞病毒或EB病毒感染等）暂未列入法定检测项目，但也有一定的感染率。

　　（2）由于患者血型或者配血疑难、特殊，可能出现血源供应不足的情况，甚至需要紧急临时招募献血者献血，也可能影响输血治疗计划的实施。

　　（3）在确属病情需要或者需紧急输血治疗的情况下，若拒绝或者延误输血治疗，可能导致病情加重，甚至危及患者生命。

　　（4）输血（包括亲属的合格血液在内）引起的其他无法预料或者不能防范的不良后果和医疗风险。

　　（5）血液发送到临床科室后，应及时输用，即患者及家属拒绝输入，也应当承担其费用。

告知风险：

输血可能引起巨细胞病毒、EB病毒感染，或艾滋病、梅毒、病毒性肝炎，过敏反应，发热反应，其他输血不良反应及潜在危险：＿＿＿＿＿＿＿＿＿。

以上各项内容已全面了解，同意相同血型的输血治疗。如在输血治疗期间发生意外紧急情况，同意接受贵院的必要处置。

同意输血治疗意见：　　　　　　　不同意输血治疗意见：
患者本人签字：　　　　　　　　　患者本人签字：
患者家属签字：　　　　　　　　　患者家属签字：
与患者关系：　　　　　　　　　　与患者关系：
同意签字时间：＿＿年＿＿月＿＿日　不同意签字时间：＿＿年＿＿月＿＿日

附录9 深静脉血栓形成风险评估表

患者姓名：	性别：	年龄：	床号：	住院号：
入院日期：	入院诊断：			护理级别：

患者基本情况评估

项目	患者情况	分值	评分	项目	患者情况	分值	评分
年龄	10～30岁	0		外伤	头部或胸外部	1	
	31～40岁	1			头胸联合伤或脊柱伤	2	
	41～50岁	2			骨盆伤	3	
	51～60岁	3			下肢伤	4	
	＞60岁	4		手术	＜30分钟的小手术	1	
BMI	16～19	0			大手术	2	
	20～25	1			急诊大手术：骨盆/胸部/腹部手术	3	
	25～30	2			腰以下手术或脊柱手术	4	
	31～40	3		高危疾病	溃疡性结肠炎	1	
	≥41	4			镰状细胞贫血/红细胞增多症/溶血性贫血	2	
活动受限度	自由活动	0			慢性心衰	3	
	活动稍受限	1			心肌梗死	4	
	协助活动	2			恶性肿瘤	5	
	只能坐起	3			静脉曲张	6	
	卧床不起	4			曾患深静脉血栓形成或发生脑血管意外	7	
特殊危险因素	口服避孕药，20~35岁	1					
	口服避孕药＞35岁	1					
	怀孕及产褥期	3					

目前预防深静脉血栓形成措施（请在采取的相应措施前的"□"内打"√"并落实）：

□每日观察患肢大小腿周径，观察肢体肿胀程度及皮肤颜色的改变

患者基本情况评估

□指导患者下肢进行主动、被动运动，包括足踝部外翻屈伸环转运动，按摩腓肠肌和比目鱼肌等

□指导患者床上运动，多做深呼吸，每小时10~20次

□使用间歇性充气泵　　　　□抬高双下肢20°~30°　　　　□保护静脉

□指导患者进食纤维素含量高的饮食　　　　□指导患者禁烟　　　　□指导患者饮水量达标

□使用减压弹力袜　　　　□药物治疗　　　　□其他

评估分　　　　　　　　　评估人　　　　　　　　　评估日期

备注：

① BMI计算方式：$BMI = 体重（kg）\div 身高^2（m^2）$

② 判断标准：评估分≤6分无危险，7~10分为低度危险，11~14分为中度危险，≥15分为高度危险；

③ 上报标准：对深静脉血栓形成风险评估≥15分的患者，由责任护士填写《深静脉血栓形成风险评估表》并上报护士长，护士长查看后及时上报护理部。

④ 深静脉血栓形成风险评估每周常规评的一次，高度危险患者每天评估一次，并将评估情况记录于护理单上。若之前评估为中、低度危险或无危险的患者因病情发生变化，深静脉血栓形成风险评估≥15分时也使用该评估表。

⑤ 对于已发生深静脉血栓形成的患者，填写《不良事件上报表》并及时上报护理部。

附录10　妇科恶性肿瘤围手术期处理原则

麻醉会诊，其他相关专业科室会诊（如腹部外科、肿瘤内科等）

完成术前沟通及患者知情同意签字

重大手术医务部备案

发送手术通知单

日常生活活动能力评定（由护理人员完成）

备血：悬浮红细胞（在超广泛手术时应备血更多）

ICU 预约床位

预约胃肠外科、泌尿科团队合作

术前			
患者术前准备	肠道准备	机械性肠道准备（如有需要，可清洁灌肠）	
	麻醉准备	麻醉前禁饮2h，禁固体食物6h（麻醉前2 h最好给予患者清亮碳水化合物饮料）	
	麻醉前用药	不用	
	备皮	可用剪子或理发推子备皮，避免使用备皮刀	
	预防血栓	血栓形成风险评估，低分子肝素（LMWH）	
	预防性抗生素应用	头孢西丁或头孢呋辛＋甲硝唑，静脉注射，术前60分钟内，若手术时间超过3小时或失血超过1000 ml或肥胖患者，术中可追加一次	
术中	完成麻醉后，监测生命体征，根据术中情况维持液体管理（由麻醉医师完成）		

		术后转入ICU监护（一晚或更长）
	ICU	由ICU转回普通病房后给予患者心电监护、氧气吸入、血氧饱和度监测8 h，病情需要时可延长
		吹气球
	呼吸道管理	超声雾化吸入，bid，持续3天（必须在病程记录中有所记录）
		若术中胸腔开放，则需术后第3天行胸部X线检查
	预防深静脉血栓形成	下肢气压治疗，q4h，持续3或4天（必须在病程记录中有所记录）
		低分子肝素（依诺肝素钠）
		预防至术后28天
术后	术后液体治疗	静脉输液术后24 h内停止
		平衡晶体液优于0.9%氯化钠注射液
	围手术期营养支持	推荐术后第一个24 h内开始规律饮食
		预防术后肠梗阻
		嚼口香糖
		缓泻剂（弱推荐）
		减少代谢压力
	术后血糖控制	围手术期血糖维持在（180～200）mg/dL，超出此值应使用胰岛素并规律监测血糖，以防低血糖血症发生
	术后镇痛	疼痛的综合评定
		推荐综合镇痛模式包括非甾体抗炎药（NSAIDS）、对乙酰氨基酚、加巴喷丁、地塞米松（无禁忌证时）
		胸椎管内置管镇痛（24～48h）
		切口局部局麻药浸润
		神经干阻滞

	腹腔引流管护理	不推荐常规放置，包括淋巴结清扫或肠道手术
	尿管	24 h内拔除，并B超测定残余尿量
	管理	隔日更换引流袋（留置导管时间长时才需要）
	一般专项护理	会阴擦洗，bid，持续3或4天
	切口护理	特大换药（术后常规两次）
术后	中心静脉置管护理	小换药（拔除时） 中心静脉导管尖端细菌培养（拔除时）
	早期活动	鼓励患者术后24 h内活动
	其他	每日查房，2次/日 体温检测，3次/日 检测血红蛋白、白细胞、C-反应蛋白，1 次/日（肠吻合时），隔日1次（无肠吻合时）

附录11 妇科关于医用血栓预防弹力袜的使用规范

一、穿着流程

医生术前一日开出医嘱"术后穿着医用血栓预防弹力袜"，填写治疗卡交于片区责任护士

护士术前一日测量尺寸，完善治疗卡，指导患者购买

护士术前指导患者及家属弹力袜的正确穿着方法及双下肢运动操

术后患者回到病房后，由病房护士协助家属为患者穿好弹力袜

片区责任护士检查弹力袜穿着是否正确，观察有无不良反应

二、穿着方法

（1）一手伸进袜筒，捏住袜头内约6 cm的部位，另一手把袜筒翻至袜跟。

（2）把绝大部分袜筒翻过来、展顺，以便患者的脚能轻松地伸进袜头。

（3）两手拇指撑在袜内侧，四指抓住袜身，患者把脚伸入袜内时，两手拇指向外撑紧袜子，四指与拇指协调把袜子拉向踝部，并把袜跟置于正确的位置。

（4）把袜子腿部循序往回翻并向上拉，穿好后将袜子贴身拂平。

弹力袜穿着示意图如下所示。

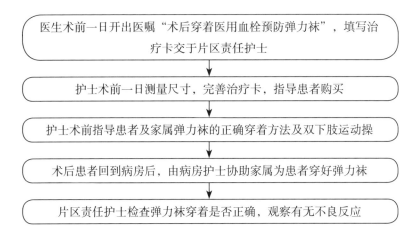

弹力袜穿着示意图

三、注意事项

（1）如为预防下肢静脉血栓，首选长度在膝盖以下、压力为16～22mmHg

的短裤。

（2）术前一日按规范测量患者腿部尺寸以选择合适的弹力袜，并指导患者正确的穿着方法。

（3）避免硬物刮伤弹力袜。

（4）弹力袜不能24小时穿着，应白天穿，晚上脱。

（5）如果穿着合适的弹力袜，患者会感觉舒适。在使用弹力袜期间护士要观察患者的腿部有无肿胀、疼痛、瘙痒、水疱等异常情况。

（6）腿部皮肤病严重者慎用，腿部关节炎症者慎用。

（7）严重动脉硬化及已有肢体缺血者禁用。

（8）指导患者多饮水，多进行肢体锻炼。

注意事项：

（1）应在清晨患者未下床时穿着；如患者刚久站久坐，应嘱其平卧，将下肢抬高，休息15分钟，等静脉回流后再穿。

（2）如测量值靠近某尺码的上限，建议选大一个号为宜。

四、测量方法

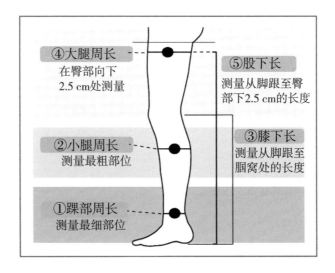

附录12　妇科恶性肿瘤术前准备

一、清澈液体饮食

手术前一天清澈液体饮食，清澈液体指任何可以以肉眼看穿的液体。

以下的清澈液体可以饮用：	不允许饮用：
水	牛奶或奶油
清澈的肉汤：鸡汤或者牛肉汤	奶昔
佳得乐	番茄汁
柠檬汁	橙汁
苏打水，茶，咖啡（无奶油）	葡萄汁
明胶（无水果）	奶油汤或者清澈的肉汤以外的任何汤
冰棒（不带水果或者奶油）	燕麦片
无果肉的果汁：苹果汁、白葡萄汁	粗燕麦
可以用盐、胡椒和糖	

注：肠道准备期间保持充足的水分摄入很重要，所以请多喝上述允许的清澈液体。

二、肠道导泻

我科术前导泻的方案：用复方聚乙二醇电解质散（和爽）清洁肠道。

手术前一天应用复方聚乙二醇电解质散清洁肠道的具体程序如下表所示。

早餐午餐
摄入清澈透明液体饮食（参见清单）
□　无渣饮食，如白面包、人造黄油、奶酪、蜜、酸奶（不含果肉）、果酱（无核）、蛋、肉、鱼、米及面食
禁食全麦产品、核果或易使肠道胀气的蔬菜

中午起

☐　午餐后禁食，但可以喝清澈透明液体，如水、清亮的肉汤、糖浆、果汁（不含果肉）、柠檬汁或茶

下午2点：喝复方聚乙二醇电解质散溶液1L

☐　将复方聚乙二醇电解质散I（每袋68.56 g）倒入1 L温开水中，充分搅拌，使其完全溶解，在1~2小时内一杯杯喝完（可根据个人口味冷藏后饮用）

期间尽可能多地饮用清澈透明液体，至少饮用0.5 L，这样肠道清洁效果更好

下午6点：再喝复方聚乙二醇电解质散溶液1L

☐　目的：排大便时只有淡黄色液体，而无粪便

下午7点

☐　每小时喝一杯200 ml的清澈液体（下午7点、8点、9点、10点），这可以让您保持水分

午夜

☐　手术前夜的午夜不要吃薄荷、糖果或者口香糖

注：肠道准备期间保持充足的水分很重要，所以请多喝上述允许的清澈液体。

三、复方聚乙二醇电解质散的禁忌证

（1）肠道梗阻、肠穿孔，消化道出血，中毒性肠炎，中毒性巨结肠。

（2）苯丙酮尿症或6-磷酸葡萄糖脱氢酶缺乏。

（3）心脏病：特别是心律失常，纽约心脏协会心功能分级Ⅲ级或Ⅳ级。

（4）肾功能不全（肌酐清除率低于30 ml/min）。

（5）对复方聚乙二醇电解质散各成分过敏。

附录13　患者入院服务流程

新入院患者进入护士站

主班护士（在护士站的护士）主动迎接，微笑服务，使用安慰性语言，测体重（危重患者立即进行抢救）、测量生命体征

陪同患者并主动帮助患者拿行李、物品，亲自送到病床前，向患者及家属详细介绍病区环境，包括护士站、医生办公室、厕所、开水房、检查室、电梯、步梯等的具体位置

责任护士在患者入院10分钟内主动到病房与患者沟通，进行入院宣教，自我介绍，介绍科主任、护士（组）长、管床医生、同病室的病友，讲解住院须知、探视、陪护相关规定及医院有关规章制度，操作、检查注意事项，疾病的相关知识，对患者进行心理护理等，帮助患者尽快熟悉环境，并根据医嘱尽快给予治疗

护士（组）长在患者入院30分钟内到患者床前自我介绍，了解病情和患者需求，让患者放心和信任

附录14　NRS2002营养风险筛查表（2008版）

姓名：　　　　性别：　　　年龄：　　　身高：　　cm　现体重：　　kg　BMI：

疾病诊断：　　　　　　　　　　　　　　　　　　　科室：

住院日期：　　　　手术日期：　　　　　　　测评日期：

NRS2002营养风险筛查：　　　　　分

疾病评分

1分　□髋骨骨折　□慢性疾病急性发作或有并发症者　□COPD
　　　□血液透析　□肝硬化　□一般恶性肿瘤　□糖尿病

2分　□脑卒中　□腹部大手术　□血液恶性肿瘤　□重度肺炎

3分　□颅脑损伤　□骨髓移植　□大于APACHE10分的ICU患者

小结：疾病有关评分　　　　　　　

营养状态

1. BMI（kg/m²）□小于18.5（3分）
注：因严重胸腹水、水肿得不到准确BMI值时，无严重肝、肾功能异常者，用白蛋白替代（按ESPEN2006）　　　　（g/L）（<30g/L，3分）

2. 体重下降>5%是在
□3个月内（1分）　□2个月内（2分）　□1个月内（3分）

3. 一周内进食量：较从前减少
□25%~50%（1分）　□51%~75%（2分）　□76%~100%（3分）

小结：营养状态评分　　　　　　　

年龄评分　　年龄≥70岁（1分）　　年龄<70岁（0分）

小结：年龄评分　　　　　　

对于表中没有明确列出诊断的疾病参考以下标准，依照调查者的理解进行评分。

| 1分 | 慢性疾病患者因出现并发症而住院治疗。患者虚弱但不需卧床。蛋白质需要量略有增加，但可通过口服补充来弥补 |
| 2分 | 患者需要卧床，如腹部大手术后。蛋白质需要量相应增加，但大多数人仍可以通过肠外或肠内营养支持得到恢复 |

3分	患者在加强病房中靠机械通气支持。蛋白质需要量增加而且不能被肠外或肠内营养支持所弥补，但是通过肠外或肠内营养支持可使蛋白质分解和氮丢失明显减少

总分值≥3分： 患者有营养风险，需要营养支持，结合临床，制订营养治疗计划；

总分值<3分： 每周复查营养风险筛查

适用对象：18~90岁，住院1天以上，次日8时未行手术者，意识清楚者。

不适用对象：18岁以下，90岁以上，住院不过夜，次日8时前行手术者，意识不清者。

附录15 女性生殖系统恶性肿瘤患者术前准备知情书

亲爱的患者朋友：

　　明天您就要做手术了，可能您会对术后切口疼痛、手术成功与否、术后恢复等有着诸多担心。请您放心，我们会尽自己最大的努力，让您平安地完成手术，顺利康复。请您按照以下几点做好术前准备工作，顺利渡过手术期。

序号	注意项目	具体信息
1	阴道准备	术前一天要行阴道擦洗或冲洗，每日两次，若有特殊情况（如月经来潮、炎症等请向医务人员反应）
2	皮肤准备	术前一天上午9：00左右，护士会在治疗室为您剪去手术部位的毛发，剪完以后您要及时清洗，手术前晚要洗头洗澡一次，保持皮肤清洁
3	消化道准备	手术前一天进无渣半流质饮食，如稀饭、牛奶、果汁、面条、馒头、豆腐等；如需行清洁灌肠，术前一天早上需口服清肠剂，即一袋和爽加2000 ml温开水，在两小时内服完
4	弹力袜的准备	术前根据您的腿围在指定窗口购买弹力袜
5	心理支持	请尽量保持良好、平和的心态，若有疑虑或紧张焦虑，可与相似病情病友进行交流或找医务人员沟通
6	术前一天	您不能离开病房，我们要为您测体温、脉搏、呼吸和血压，要做皮试、合血、阴道擦洗、皮下注射低分子肝素钙等
7	术日晨	在上手术台之前会为您行阴道擦洗或冲洗，更换病员服
8	其他	手术前请取下所有首饰及义齿，以免造成不必要的损伤，为了保证手术中及术后检测的准确性，术前请将指甲剪短，并且不能涂指甲油，禁带手表、手机。钱物交给家属保管

附录16 卵巢癌手术应遵循的原则

一、FIGO I～IIA 手术要点及步骤

（1）腹部正中纵切口（耻骨联合上至剑突下）。

（2）全腹腔探查（视诊及触诊）。

（3）腹水细胞学检查（若无腹水，用200 ml 0.9%氯化钠注射液冲洗盆腔送检），立即。

（4）切除附件送快速病理检查，等冰冻结果确诊卵巢癌时进行以下步骤：

① 切除异常部位及粘连组织送病理活检；

② 无明显异常部位多处腹膜切除活检（包含下列部位）：盆腔，双侧结肠旁沟，肝下、横结肠间，双侧横膈（直到横膈、肝腹膜结合处），肠系膜，壁腹膜。

（5）双侧附件高位切除（双侧血管蒂）。

（6）子宫切除（盆腔腹膜受累时必须经腹膜外切除子宫）。

（7）大网膜切除（至少结肠下，最好胃下）。

（8）阑尾切除（阑尾外观异常）。

（9）双侧盆腔和腹主动脉旁淋巴结切除（达肾血管水平）。

注意事项：术后必须上传手术关键步骤及手术切除标本（有标尺显示）图片。

二、FIGO IIB～IV 行肿瘤细胞减灭术

（1）腹部正中纵切口（耻骨联合上至剑突下）。

（2）充分暴露附件区腹膜后间隙，高位切除附件及肿瘤，送快速冰冻病理检查。

（3）结肠旁沟腹膜切除，游离结肠。

（4）胃下大网膜切除（包括胃结肠韧带），包括脾旁部分（当心脾撕裂

出血），暴露网膜囊，检查小网膜和上腹部腹膜后器官。

（5）切除镰状韧带。

（6）腹腔壁腹膜剥除、膀胱顶腹膜剥除及膈肌腹膜剥除。

（7）膈肌受侵犯时膈肌部分切除术。

（8）视肿瘤侵犯情况切除脾、肝包膜或肝实质。

（9）阑尾切除（异常或非浆液性癌时）。

（10）如果通过小肠和大肠的切除可以达到R0切除效果时，可施行受累肠管切除。

（11）盆腔腹膜受累时或盆腔融合包块可施行腹膜后整块切除。

（12）双侧盆腔和腹主动脉旁淋巴结切除（FIGO ⅢB以下分期的上皮性癌）。

注意事项：术后必须上传手术关键步骤及手术切除标本（有标尺显示）图片。

附录17　宫颈癌手术应遵循的原则

手术要点及步骤：

不同类型子宫切除术比较			
	单纯子宫切除术（A型）	改良广泛性子宫切除术（B型）	改良广泛性子宫切除术（C1型）
适应证	ⅠA1期	ⅠA1+LVSI（+）和ⅠA2期	局部病灶无明显转移，包括：ⅠB1～ⅠB2期、特定ⅠB3～ⅡA1期
目的	治疗微小浸润	治疗小病变	治疗大病变
子宫体	切除	切除	切除
卵巢	可选切除	可选切除	可选切除
宫颈	彻底切除	彻底切除	彻底切除
阴道切缘	很小	1～2cm切缘	上1/4～1/3阴道
输尿管	未涉及	打开输尿管隧道，从宫颈游离输尿管	打开输尿管隧道，从膀胱宫颈韧带游离输尿管
宫颈旁/子宫旁组织切除术	否	切除膀胱宫颈韧带后叶1～2cm	在髂内动脉内侧游离宫旁组织，深部达到子宫深静脉
直肠—子宫（宫骶韧带）	宫颈边缘处分离	从宫颈口开始切除阴道1～2cm（保留腹下神经丛）	C1型保留神经，切除宫骶韧带至少2cm
膀胱	分离至宫颈外口	分离至阴道上段	分离至阴道中段
直肠	未涉及	分离至宫颈下	分离至阴道中段下
手术方式	开腹或微创手术	开腹	开腹

注意事项：

（1）B型和C型术式要结合双侧盆腔淋巴结切除，如需切除腹主动脉旁淋巴结，一般在肠系膜下动脉水平以下进行。头端的切除范围可根据临床和影像学检查结果进行调整。

（2）早期宫颈癌前哨淋巴结显影技术因我院病理科尚未开展超分期技术，可不作为常规项目，如因科研需要，可经科室/医务部审批后进行。

（3）术后必须上传手术关键步骤及手术切除标本（有标尺显示）图片。

附录18 子宫内膜癌手术应遵循的原则

子宫内膜癌手术应遵循的原则：

（1）腹腔镜入路（首选）或腹部正中纵切口。

（2）立即用钝的止血钳钳夹或电凝两侧输卵管峡部（腹腔镜下）。

（3）全腹腔探查（视诊及触诊）。

（4）腹水细胞学检查（子宫直肠陷窝、结肠旁沟和横膈下），若无腹水，用200 ml 0.9%氯化钠注射液冲洗盆腔送检，立即。

（5）多点腹膜活检和网膜切除（适用于浆液性或透明细胞癌及子宫内膜样癌临床ⅢA期）。

（6）全子宫、双附件切除（无宫旁、宫颈管浸润时）送快速病理检查，了解肌层侵犯深度。

（7）双侧盆腔和腹主动脉旁淋巴结切除（达肾血管水平），子宫内膜样癌病理确诊肌层侵犯深度<50%，G1或G2时，可不清扫淋巴结。

注意事项：术后必须上传并手术关键步骤及手术切除标本（有标尺显示）图片。

附录19 手术记录

姓名 Name   生日 Date of birth

住院号 ID No.   手术日期 OP date

一、手术数据（Surgery data）

手术主刀   手术助手   肿瘤种类   □原发（Primary）

（1st Surgeon Dr）   （2nd Surgeon Dr）   （Type of tumor）   □复发（Recur rence）

手术目的   □治愈（Cure）   手术时CA 125   怀疑为四期   □是（Yes）

（Aim of surgery） □姑息（Palliative）   （Suspected Stage Ⅳ） □否（No）

如果是，请选择（累及）If yes, please select

□胸膜   □肺   □皮肤   □腹腔外淋巴结

（Pleura）   （Lung）   （Skin）   （Extra abdominal lymph nodes）

□腹壁   □肝实质   □脾实质

（Abdominal wall）   （Liver parenchyma）   （Spleen parenchmya）

□其他（Others）：

二、手术方法和发现（Surgical approach and findings）

方法（Approach）   □传统方式（Traditional）   □机器辅助（Robotic）

手术名称（Type of procedure）

腹水量（Volume of ascites）   术中冰冻（Frozen section）   □是（Yes）□否（No）

术中冰冻诊断（Frozen section diagnosis）

肿瘤累及（Tumor Involvement）

□右侧卵巢（Right Ovary）	□直肠阴道隔（Recto-Vaginal septum）	□小肠系膜（Small bowel mesentery）	□胰腺（Pancreas）
□左侧卵巢（Left Ovary）	□盆腔壁（Pelvic wall）	□大肠系膜（Large bowel mesentery）	□脾脏（Spleen）
□右侧输卵管（Right tube）	□盆腔淋巴结（Pelvic nodes）	□腹主动脉旁淋巴结（Paraaortic nodes）	□肝门淋巴结（Hepatic hilum nodes）
□左侧输卵管（Left tube）	□右结肠旁沟（Right gutter）	□右膈膜（Right diaphragm）	□腹腔淋巴结（Celiac nodes）
□道格拉斯腔（Douglas）	□左结肠旁沟（Left gutter）	□左膈膜（Left diaphragm）	□腹壁（Abdominal wall）
□阴道（Vagina）	□小肠（Small bowel）	□肝表面（Liver surface）	□皮肤（Skin）
□子宫（Uterus）	□大网膜（Omentum）	□肝实质（Liver parenchyma）	□心包膈淋巴结（Pericardiophrenic nodes）
□膀胱/输尿管（Bladder/ureter）	□大肠（Large bowel）	□小网膜（Lesser omentum）	□腹股沟淋巴结（Inguinal nodes）
□直乙结合部（Sigmoid-Rectum）	□阑尾（Appendix）	□胃（Stomach）	其他 Specify others：

	术前	术后

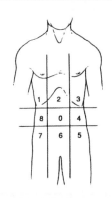

Lesion Size Score
LS 0 No tumor seen
LS 1 Tumor up to 0.5 cm
LS 2 Tumor up to 5.0 cm
LS 3 Tumor > 5.0 cm or confluence

腹膜癌指数（Peritoneal cancer index，PCI）

0 中央（Central）
1 右上（Right upper）
2 上腹部（Epigastrium）
3 左上（Left upper）
4 左侧（Left flank）
5 左下（Left lower）
6 盆腔（Pelvis）
7 右下（Right lower）

	术前	术后

8 右侧（Right flank）

9 上空肠（Upper jejunum）

10 下空肠（Lower jejunum）

11 上回肠（Upper ileum）

12 下回肠（Lower ileum）

PCI

	+	R+	R0

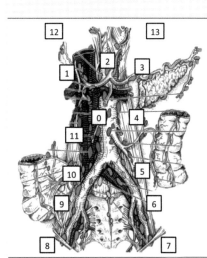

腹膜后病灶（Retroperitoneal disease）

0 主动脉腔静脉间（Interaortocava/preaort.）

1 肝门（Porta hepatis）

2 腹腔动脉（Celiac axis）

3 肾上腺/胰腺（Suprarenal/Splenic）

4 左动脉（Left aortic）

5 左髂总动脉（Left common iliac）

6 左髂外动脉（Left ext iliac）

7 左腹股沟（Left inguinal）

8 右腹股沟（RIght inguinal）

9 右髂外动脉（Right ext iliac）

10 右髂总动脉（Right common iliac）

			+	R+	R0

11 下腔静脉前（Pre-paracava）

12 右心膈（Right cardio phrenic）

13 左心膈（Left cardio phrenic）

+：怀疑或者阳性 Suspicious or Positive

R+：残余病灶 Residual disease

R0：无残余病灶 No residual disease

三、手术步骤（Surgical procedures）

盆腔操作 （Pelvic proc.）	中腹部操作 (Medium abdomen proc.)	上腹部操作 （Upper abdomen proc.）
□子宫切除术 （Hyterectomy）	□小肠切除术 （Small bowel resection）	□横隔切除术 （Diaphragmatic resection）
□单侧输卵管切除术 （Unilateral salpingo oophorectomy）	□大肠切除术 （Large bowel resection）	□脾切除术 （Splenectomy）
□双侧输卵管切除术 （Bilateral salpingo oophorectomy）	□阑尾切除术 （Appendicectomy）	□胰部分切除术 （Partial pancreatectomy）
□小肠系膜病灶切除 （Small bowel mesentery）	□横结肠下网膜切除术 （Infracolic omentectomy）	□肝包膜切除术 （Liver capsule resection）
□输尿管切除术 （Ureteral resection）	□大网膜全切术 （Radical omentectomy）	□非典型性肝切除术 （Atypical liver resection）
□结直肠切除术 （Colorectal resection）	□小网膜切除术 （Resection lesser omentum）	□部分肝切除术 （Partial hepatectomy）
□膀胱部分切除术 （Partial Cysterctomy）	□胃部分切除术 （Partial gastrectomy）	□胆囊切除术 （Cholecistectomy）
□盆腔腹膜剥离术 （Pelvic peritonectomy）	□腹腔干切除 （Celiac axis）	□腹膜切除术（摩里逊陷凹） （Peritonectomy Morrison）

□盆腔淋巴结清扫 　　　　□肝门淋巴结切除 　　　　□腹股沟淋巴结清扫
（Pelvic nodes）　　　　　　（Hepatic hilum nodes）　　（Inguinal nodes）

□结肠旁沟腹膜切除术 　　　□横隔剥离术 　　　　　　□心包膈淋巴结清扫
（Peritonectomy gutters）　　（Diaphragmatic stripping）　（Pericardiophrenic nodes）

□腹主动脉旁淋巴结清扫 　　其他（Others）
（Paraaortic nodes）

吻合口数：	残余小肠长度：　cm	造瘘口：	类型：□永久（Definitive）
（No. anastomoses）	（Residual small bowel）	（Stoma formation）	Type：□临时（Temporary）

其他步骤　　　　　　　□IP输液泵（IP-Port-a-cath）　　□IV输液泵（IV-Port-a-cath）
（Other procedures）　□腹壁切除　　　　　　　　　　　□补片（Mesh placement）
　　　　　　　　　　　　（Abdominal wall resection）　　□腹腔热灌注化疗（HIPEC）
　　　　　　　　　　　　□电视辅助胸腔镜手术（VATS）

残余病灶（腹腔内）
［Residual disease　　□无肉眼可见（No macroscopic）　　□ 0.1 ~ 0.5 cm　　□ 0.6 ~ 1 cm
（intra-abdominal）］　□ >1 cm

残留病灶（腹腔外）
［Residual disease　　□无肉眼可见（No macroscopic）　　□ 0.1 ~ 0.5 cm　　□ 0.6 ~ 1 cm
（extra-abdominal）］　□ >1 cm

残留病灶位置/大小（Location/Size of residual disease）：

残留原因
Reason of residual

□浆膜弥漫性（Diffuse serosal）　□肝实质（Liver parenchyma）

□肝门（Hepatic hilum）

□胰脏（Pancreas）　□膈肌以上（Supradiaphrag.）

□腹腔干（Celiac axis）

□其他（Others）

其他需要备注的（Any comment that has not been specified）：

手术时间（分钟）：　　　　估计失血量（ml）：　　　输入红悬数量：
［Duration of the procedure　［Estimated blood loss　［No. RBC units transfused］
（min）］　　　　　　　　　（ml）］

术中严重并发症（Severe complications during the OP）：

患者送至ICU时带着：　　　□鼻胃管　　　　□尿管　　　　□硬膜外导管
（Patient was brought to ICU　（NG-tube）　　（Foley-cath）　（Epidural-cath）
with）

□气管导管　　　□胸管　　　□引流管（　　）
（Endotracheal tube）　（Chest-tube）　（Drain/s）

附录20　手术记录书写规范

一、手术记录书写人

手术者术后应书写手术记录，特殊情况下由第一助手书写时，应有手术者的签名。

二、书写完成时间

术后24小时内。

三、书写页面规定

（1）另页书写。

（2）内容：包括一般项目（患者姓名、性别、科别、病房、床位号、住院病历号或病案号）、手术日期、术前诊断、术中诊断、手术名称、手术者及助手姓名、麻醉方法、手术经过、术中出现的情况及处理等。

四、补充针对卵巢癌的术中描述规定

（1）骨盆、中腹或上腹部减瘤术前的原发病灶范围（临界点：骨盆环到下部肋骨）。

（2）在肿瘤细胞减灭术后的同部位残余病灶的数量。

（3）彻底还是不彻底切除；如果不彻底，标明主要病变大小和病变总数。

（4）标明是粟粒样还是小病变。

附录21 ICU交接表

一、患者个人信息及术中诊断

姓名　　　　　　　性别　　　　年龄　　　　　住院号

入院诊断
　及合并症

术前并发症
　及用药情况

入ICU日期
　及时间

二、手术结束患者/转ICU途中患者生命体征

心率　　　呼吸　　　血压　　　　心电图　　　　血气分析　　　神经肌肉功能

三、手术情况

手术日期　　　　　　手术持续时间　　　　　　引流管数量及位置

手术名称　　　　　　肠吻合口数量　　　　　　术前预防性抗生素应用

四、麻醉情况

麻醉方式　　　　　□全麻（General）　　□硬膜外（Epidural）

术前麻醉评分　　　　　　　　　血管活性药物的应用

术后镇痛　　　　　　　　　　　止吐药物

术中有无体温异常

五、出入量情况

术中液体管理（Fluids management in OP）：

出血（Bleeding）　　　　　　　　ml　输液（Fluid infusion）　　　　ml

输注红细胞悬液（RBC transfusion）　　U　输血浆（Plasma transfusion）　　ml

腹水（Ascites）　　　　　　ml　术中尿量（Urine）　　　　ml

引流管（Percutaneous drainage）

□盆腔引流管　　　　　□左侧（Left）　根　　　□右侧（Right）　根
（Pelvic Drainage）

　　　　　　　　　　　　□膈下　　　　　　　　□左侧（Left）　　根
　　　　　　　　　　　　（Below diaphragm）　□右侧（Right）　　根
□腹腔引流管
（Abdominal drainage）　□胰周围（Around the pancreas）　根

　　　　　　　　　　　　□脾胃隐窝（Splenic recess）　根

中心置管系统（Central catheter system）

□中心静脉置管（Central venous catheter）　□左侧（Left）1 根　□右侧（Right）1 根

□PICC　　　　　　　　　　　　　　　□左侧（Left）1 根　□右侧（Right）1 根

其他导管（Other catheter）

□尿管（Urinary catheter）

□胃管　　　　　　建议拔除胃管时间（Recommended time for catheter removal）
（Stomach catheter）　□由手术医生决定（Decided by attending surgeon）
　　　　　　　　　　□拔除气管插管时一同拔除胃管（抽吸胃内残余气体后）
　　　　　　　　　　（Remove along with ventilator）

其他（Others）

□升压药（Pressor agent）

手术医生签字（Attending surgeon signature）：

麻醉医生签字（Anesthesiologist signature）：

ICU医生签字（ICU doctor signature）：

附录22　妇科恶性肿瘤术后医患沟通

尊敬的_____：

　　首先祝贺您本人或委托人_____顺利渡过了麻醉及手术过程，现向您汇报手术麻醉情况及术后的注意事项，这关乎着您的术后康复，因此请您务必遵嘱配合。谢谢您的合作。

一、进行的手术操作

手术名称：_____。

手术过程顺利程度：□顺利　□困难　□极其困难。

手术持续时间：_____。

术中并发症：□无　□有（名称：_____，处理：_____效果：□好　□差）。

二、与麻醉及监护相关的操作

麻醉过程顺利程度：□顺利　□困难　□极其困难。

麻醉持续时间：_____。

麻醉意外及并发症：□无，□有（名称：_____，处理：_____效果：□好　□差）。

三、预计术后在ICU监护时间

预计术后在ICU监护时间：□一晚　□24小时　□以具体情况而定

四、术后注意事项

1. 活动

尽早开始活动，这是预防术后深静脉血栓形成的重要措施。

手术当日：麻醉清醒即可在床上活动，气管插管拔除6小时后尽可能下床并坐在椅子上。

术后第1～2日：最少离开床6小时。最少在走廊散步两次。

术后第3日：尽可能下床活动和走动。

2. 饮食

术后第0日：如果口渴，您可以喝一些果汁或者水，或透明清澈液体；咀嚼口香糖，每日3次，每次30分钟。

术后第1日：如果口渴，请喝透明清澈液体。如果身体感觉不错，可以进食流质饮食。

术后第2日：您可以进食流质饮食，如果感觉尚可则可过渡到固体饮食。

术后第3日：进食正常食物。

3. 疼痛处理

术后您可以服用给您开具的镇痛药镇痛。如果您仍然感觉疼痛，请告知护士，她们可以帮您镇痛并让您保持舒适。

4. 呼吸训练

练习吹气球，防止麻醉后肺不张。

5. 尿管的处理

尿管计划拔除时间：□术后6小时 □术后第 □1 □2 □3 □7 □10 □14天。

拔除尿管后是否需要行泌尿系流超声检查及残余尿量测定：□是 □否。

6. 引流管处理

腹盆腔引流管：□无 □有（根数及位置：＿＿＿＿＿＿＿＿预计拔除时间：＿＿＿＿＿＿＿）。

7. 切口护理

如切口敷料湿透，或有跳痛请立即报告护士。

第一次更换敷料时间：术后第□1 □2 □3 日。

拆除皮肤缝线：□不需要（皮内缝合），□需要（计划时间：＿＿＿＿＿）。

术后可能发生的除术前已经告知以外的并发症：＿＿＿＿＿＿＿＿＿＿

8. 术后重要的辅助治疗

待病理结果回示后会进行再次MDT，依据MDT推荐意见会和您再次沟通治疗方案。

谢谢您的理解和配合，如您对治疗有任何疑问，可在医生查房时及时提出，或将书面提问交护士站，有护士与您和医生约定时间交流。

医生声明：

我已经将手术麻醉过程及术后重要事项详细地向患者做了解释和沟通，并认真回答了患者本人或患者委托人_____的提问。

医师签名：_____

患者本人_____或委托人_____声明：

_____医师已经将手术麻醉过程及术后重要事项详细地向我作了解释和沟通，就我所关心的问题我得到了满意的解答，我完全理解，我承诺我本人或我的委托人会严格按照医师交待的注意事项行事，否则有可能引起康复延迟，甚至需要承担再次医学处理的风险。

患者本人或委托人签名：_____

日　期：____年____月____日

附录23　术后饮食指导

术后摄入优质饮食对于您的恢复非常重要。如果您术前没有饮食限制，您术后也不会有特别的饮食限制。摄入足够的能量及足够的蛋白质、维生素和矿物质对于伤口愈合是非常必要的。有些患者发现术后的食欲没有之前好了。对于这种情况，少食多餐会有一定的帮助。

术后体重下降是非常正常的。到术后第四至第五周，您的体重一般会稳定下来。

如果您感到特定的食物味道不一样，特定的味道会让您感到恶心，这是非常正常的。随着时间延长，这一症状会消失，您摄入的食物量将逐步增加。

您应均衡膳食营养并形成良好的饮食习惯，术后饮食建议如下：

（1）软质、水分充足并且易于咀嚼和下咽的食物。

（2）软煮的水果和蔬菜。

（3）大量的软面包、米饭、意大利面、土豆和其他淀粉类食物（各种低纤维食物在刚开始的时候身体承受度比较高）。

（4）高蛋白食物和饮料，如肉、鸡蛋。

（5）喝大量液体。每天喝8~10杯。推荐的饮品包括水、果汁、佳得乐、茶、咖啡和牛奶。如果您是稀便（腹泻），喝足量的水就非常重要。

（6）避免油炸、油腻，高度腌制或者辛辣的食物。

（7）前几周避免碳酸饮料。

（8）避免生吃水果和蔬菜。

附录24　深呼吸训练器的使用方法

一、深呼吸训练器

（1）让患者模仿自然呼吸方式进行呼吸是术后预防肺部并发症的首选方法。

（2）鼓励患者深吸气，重复扩张肺泡，防止其进一步塌陷。

（3）当肺泡扩张时，气流和肺泡活动将分泌物带出，进入上呼吸道；通过咳嗽可将上呼吸道内的分泌物咳出。

（4）患者可以通过训练器直接观察到自己的进步，坚定信念，在康复过程中感到切口疼痛是正常的。

二、容量型深呼吸训练器

（1）可以直接测量呼气容量。

（2）单次呼气量达2500 ml。

（3）分为"好""很好""最好"三个等级指导不同患者进行锻炼。

（4）是低呼气量患者进行呼吸锻炼的最佳选择，患者可以直观看到自己的每一点进步。

（5）直观，简单易用。

三、容量型深呼吸训练器使用方法

（1）采用半坐卧位或者坐位。

（2）一手固定吸管，一手将深呼吸训练器直立握好。

（3）调整训练器指标的刻度。

（4）患者慢慢吐气后，含着训练器咬口。

（5）平稳、缓慢地吸气，使浮盘被吸起，并升至指定刻度。

（6）屏住呼吸，让浮盘停留1秒后，缓慢吐气。

四、容量型深呼吸训练器建议使用时间

（1）持续练习，可以获得最佳效果。

（2）除去睡眠、休息及进餐前后1小时，建议每小时练习10～15分钟，每分钟5~6次。

（3）每天共练习400~600次。

（4）每次吸气时浮盘应升至指定刻度才算一次有效练习。

（5）每次吸气以达到指定刻度为准，可以根据患者体力，逐渐调高刻度，增加吸气量。

（6）浮盘上升刻度应按患者实际情况逐渐增加，不宜一下子增加太多，让患者无法承受。

（7）每做一两次深呼吸训练，需平静一会儿再做深呼吸训练，以免换气过度。

（8）练习时出现头晕、心率过快、胸闷、口唇发麻等现象，可能为换气过度，需暂停训练，休息至恢复正常再做练习。

容量型深呼吸训练器如下图所示：

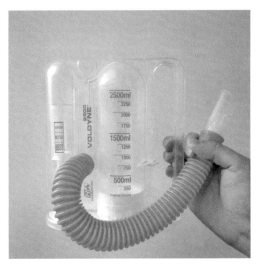

容量型深呼吸训练器

附录25　气压治疗的操作流程

准备
- 操作者准备：着装规范、洗手、戴口罩；
- 评估：患者病情、意识、肢体情况（有无出血倾向、有无尚未结痂的溃疡或者压疮）、有无血栓史、二便情况；
- 物品准备：气压治疗仪、病号服、袜子（患者自备）、电源；
- 检查仪器（定期检测，确保性能良好）

体位
- 协助患者取合适体位；
- 穿裤子、袜子

操作流程
- 连接电源；
- 将套筒正确连入主机；
- 给患者穿好套筒；
- 打开仪器开关；
- 通过压力调节旋钮调节所需压力（10 mmHg）；
- 选择所需模式；
- 设置治疗时间（15~20 min）；
- 再次检查连接，确认正确后按"启动"键开始治疗；
- 在治疗过程中，若需停止治疗，按"停机"键；
- 治疗结束后，机器自动停止；
- 整理用物

注意事项
- 操作者注意根据患者胖瘦调节好压力；
- 注意治疗禁忌证，治疗前必须询问患者有无血栓病史；
- 注意通气筒不要落地，用后将套筒、通气筒、电源线一同放进储物栏，由当班护士负责；
- 告知家属及患者不要自行调整，以免给患者带来伤害；
- 患者治疗过程中有不适应及时通知护士

气压治疗仪使用示意图如下：

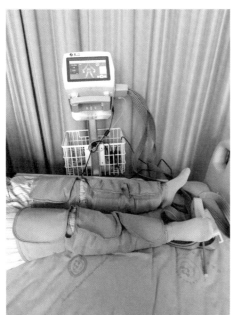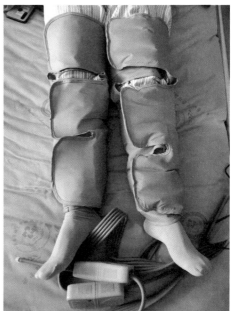

气压治疗仪使用示意图

附录26　疼痛评估流程

患者有疼痛的主观感受

↓

医护人员指导患者正确用NRS或VRS进行疼痛评个6，对患者进行疼痛评估并记录，根据评估级别，按分级用药的原则给予对症处理

疼痛评分1~3分者（轻度疼痛）：指导患者放松，进行有节律的呼吸，进行信息交流，保持床单位舒适及良好的睡眠环境，家属陪伴

疼痛评分4~10分者（中、重度疼痛）：除指导患者放松，进行有节律的呼吸，进行信息交流，保持床单位舒适及良好的睡眠环境，家属陪伴外，应根据医嘱给予镇痛药物治疗

指导患者正确服药，向患者讲解药物的不良反应及应对方法，及时处理不良反应，护士注意观察，做好护理记录

评价镇痛效果：评估并记录疼痛治疗后疼痛缓解的程度，观察并记录镇痛药物的不良反应及处理情况

注：NRS，数字评分量表；VRS，语言评分量表。

附录27　患者自控镇痛泵（PCA）应用记录

姓名

日期　　　　　　　　　　　　　　生日

诊断

手术名

用药

剂量（mg/ml）

镇痛泵种类　　　□静脉　□皮下　□硬膜外

仪器类别　　　　□IVAC　□CADD　□其他

□其他镇痛药

□协同镇痛药

□辅助药

日期

时间

程序

单次快速推注　　　　mg

锁定时间　　　　min

基础速率　　　　mg/h

$\dfrac{量}{时间}$ –极量　　　mg/4h
　　　　　　　　　　　mg/8h

总剂量　　　累计　　　mg
　　　　　　24小时　　　mg

24小时推注次数　患者要求的
　　　　　　　　实际输注的

| 疼痛级别[1]（1～10） | 安静状态 |
| | 负荷状态 |

疼痛性质[2]（NOZ，NEU，MIX）

镇静级别[3]（1～4）

医生签名

注：

[1] 疼痛级别，范围 0～10：0，无痛，10，剧痛无比。

[2] 疼痛性质：NOZ，创伤性疼痛；NEU，神经性疼痛；MIX，混合性疼痛。

[3] 镇静级别，范围1～4：1，清醒；2，困倦；3，睡眠可唤醒；4，睡眠不可唤醒。

附录28　硬膜外导管记录

姓名　　　　　　　　　　　　生日

身高　　　　　　　　　　　　体重

手术

穿刺高度　　　　　　　　　　　　穿刺深度

导管入硬膜深度　　　　　　　　　备注

日期	时间	单次快速推注（mg）	注射泵速率	物质	疼痛级别/镇静级别	医生签名

注：疼痛级别，范围0~10：0，无痛；10，剧痛无比。

镇静级别，范围1~4：1，清醒；2，困倦；3，睡眠可唤醒；4，睡眠不可唤醒。

附录29　膀胱残余尿量测定操作流程及要求说明

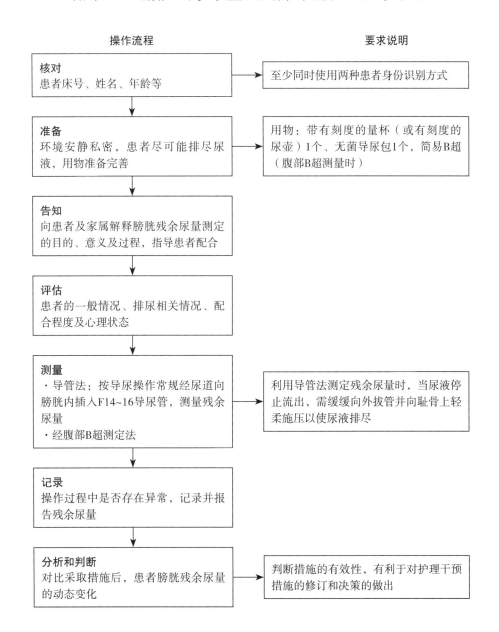

操作流程　　　　　　　　　　　　　　　　　要求说明

核对
患者床号、姓名、年龄等
→ 至少同时使用两种患者身份识别方式

准备
环境安静私密，患者尽可能排尽尿
液，用物准备完善
→ 用物：带有刻度的量杯（或有刻度的
尿壶）1个，无菌导尿包1个，简易B超
（腹部B超测量时）

告知
向患者及家属解释膀胱残余尿量测定
的目的、意义及过程，指导患者配合

评估
患者的一般情况、排尿相关情况、配
合程度及心理状态

测量
·导管法：按导尿操作常规经尿道向
膀胱内插入F14~16导尿管，测量残余
尿量
·经腹部B超测定法
→ 利用导管法测定残余尿量时，当尿液停
止流出，需缓缓向外拔管并向耻骨上轻
柔施压以使尿液排尽

记录
操作过程中是否存在异常，记录并报
告残余尿量

分析和判断
对比采取措施后，患者膀胱残余尿量
的动态变化
→ 判断措施的有效性，有利于对护理干预
措施的修订和决策的做出

附录30　化疗前状况

□身体状况

□血常规（包括血小板、白细胞），肝功能

□内生肌酐清除率

□耳鼻喉科咨询并进行听力测试（使用顺铂时）

□心电图

心肌缺血（□有　□无）；心律失常（□有　□无）。

□胸部X射线检查

心脏大小（□正常　□不正常）；淤血（□有　□无）。

肺部浸润（□有　□无）。

□可能的医学超声检查

附录31　妇科恶性肿瘤化疗知情同意书

患者姓名　　　　　性别　　　年龄　　　　病历号

疾病介绍和治疗建议

1. 疾病介绍

　　恶性肿瘤是危害人体健康的重要疾病，中晚期可发生全身不同器官的转移。其中化疗是妇科恶性肿瘤综合治疗的措施之一，通过单独或联合采用不同作用机制的细胞毒性药物，对肿瘤细胞进行作用，对生长快的肿瘤细胞进行杀灭或抑制其生长，可达到治愈或控制肿瘤的目的。目前依据患者病情多采用术后辅助化疗、术前新辅助化疗、同步放化疗，少数高危患者进行预防性化疗等。用药途径包括静脉途径、动脉介入途径和局部用药，如腹腔化疗、胸腔注射、鞘内注射、心包内注射及局部间质注射等。

　　由于采用的化疗药物具有细胞毒性，在其发挥抗肿瘤作用的同时，也会对体内生长快的组织和细胞产生毒副作用，引起不同组织系统的不良反应，如在血液系统为抑制骨髓生长，引起白细胞减少、贫血、血小板减少，导致机体发热、器官内出血等；在消化系统可引起恶心、呕吐等症状；在循环系统可引起心律失常、心肌缺血；少数还可引起心、肝、肾功能的衰竭等，严重危及患者生命。有时化疗用药的局部会产生静脉炎、局部血栓等。

2. 拟实施的医疗方案

□方案一　　中心静脉穿刺化疗

□方案二　　全身化疗

□方案三　　腹腔穿刺化疗

□方案四　　椎管内穿刺化疗

□方案五　　胸腔穿刺化疗

□其他方案

3. 麻醉方式

　　一般无需麻醉，或在局麻下进行，特殊情况下，视患者病情和麻醉医师建议采用不同的麻醉方法

4. 拟实施医疗方案的目的及预期效果

多数肿瘤经过化疗后，可以达到缓解或控制肿瘤细胞的目的，可以长期无瘤生存，复发后再次进行治疗，预后较好。但也有少数患者原发化疗耐药，或化疗一定时间后出现获得性耐药，需进行化疗方案的更改，甚至进行姑息治疗，预后较差

化疗潜在风险和对策

医生告知我如下化疗中可能发生的一些风险，有些不常见的风险可能没有在此列出，具体的操作方式根据不同患者的情况有所不同。医生告诉我，我可与我的医生讨论有关具体内容，如果我有特殊的问题也可与我的医生讨论。

1. 我理解任何医疗操作都存在风险

2. 我理解任何使用的药物都可能产生副作用，包括从轻度的恶心、皮疹等到严重的过敏性休克，甚至危及生命

3. 我理解此医疗操作可能出现的风险和医生的对策
（1）行中心静脉穿刺化疗的风险包括但不限于：

a. 麻醉及心脑血管意外；

b. 误穿动脉及术后出血；

c. 气胸、血胸、胸腔积液；

d. 中心静脉导管或置入化疗导管感染需取出；

e. 化疗导管堵塞；

f. 导管折断等罕见并发症；

g. 恶心、呕吐、纳食减少、大便稀薄或便秘、腹泻、严重脱水、脱发、静脉炎、口腔黏膜炎症、口腔溃疡等；

h. 骨髓抑制，引起血象（白细胞、红细胞、血小板等）下降、出血及感染等；

i. 对心、肺、肝、肾和膀胱功能等造成不同程度的损害；

j. 化疗药物及生物制剂引起的过敏、神经毒性、药物性皮疹、严重周围神经及中枢神经病变、过敏性休克，甚至死亡；

k. 血栓形成（造成脑梗死、心肌梗死、深静脉血栓形成）；

续表

l. 化疗药物刺激性较强，易引起药物外渗和外漏，造成静脉炎，局部组织损伤，严重者可引起组织坏死，影响相应功能；有些患者化疗中及化疗后发生全身及心、脑血管意外而有生命危险；

m. 化疗中由于反应较大或者其他原因可能终止化疗，导致化疗疗效不佳、耐药、病情进展，需更换其他化疗药物；

n. 除上述情况外，本医疗措施尚有可能发生的其他并发症或者需要提请患者及家属特别注意的其他事项，如：_____

（2）行全身化疗的风险包括但不限于：

a. 化疗药物过敏，严重可致过敏性休克，甚至死亡；

b. 骨髓抑制，白细胞降低，严重的可致重症感染、发热、出血，尤其是重要脏器出血，如脑出血、胃出血、肺出血等；

c. 胃肠道反应，恶心、呕吐、纳食减少、大便稀薄或便秘、腹泻，严重的可致脱水、脱发、静脉炎、口腔黏膜炎症、口腔溃疡；

d. 肝、肾及膀胱功能损害，严重的致肝、肾功能衰竭；

e. 心脏或肺功能损害，严重的可致肺纤维化、肺功能受损及衰竭；心律失常、心肌缺血、心肌损伤及心脏衰竭；

f. 化疗药物刺激性较强，易引起药物外渗和外漏，造成静脉炎，局部组织损伤，严重者可引起组织坏死，影响相应功能；其他如药物热等；

g. 手足综合征、脱发，严重周围及中枢神经受损等；

h. 全身或局部色素沉着及其他毒副作用；

i. 血栓形成（造成脑梗死、心肌梗死、深静脉血栓形成）；

j. 有些患者化疗中及化疗后发生全身及心、脑血管意外而有生命危险；

k. 化疗中由于反应较大或者其他原因可能终止化疗，导致化疗效果不佳或病情进展、化疗耐药，需更换药物；

l. 除上述情况外，本医疗措施尚有可能发生的其他并发症或者需要提请患者及家属特别注意的其他事项，如：_____

（3）腹腔穿刺化疗的风险包括但不限于：

a. 麻醉药物过敏及心脑血管意外；

b. 穿刺致出血、血栓发生；

c. 穿刺部位感染；

续表

d. 周围组织或脏器损伤，如肠损伤、肠穿孔、肠瘘、肠梗阻、膀胱损伤等，严重者可危及生命；

e. 穿刺失败及其他不可预料的情况；

f. 穿刺后药物误入肠管、膀胱等；

g. 其他不可预料的反应，如腹腔热化疗的热损伤；

h. 其余风险见中心静脉穿刺化疗；

i. 除上述情况外，尚有可能发生其他并发症，需再向患者及家属补充说明_____

_____

（4）椎管内穿刺化疗的风险包括但不限于：

a. 麻醉药物过敏及心脑血管意外；

b. 周围及中枢神经损伤，致相应脏器和功能受损，如截瘫、不全脊髓损伤；

c. 心脏骤停；

d. 穿刺部位血管损伤、气栓、血栓、出血、感染；

e. 低血压，呼吸抑制，心脏抑制，头痛，腰背痛，继发脑膜炎，神经肌肉受损；

f. 其他见全身化疗；

g. 除上述情况外，尚有可能发生其他并发症，需再向患者及家属补充说明_____

_____

（5）胸腔穿刺化疗的风险包括但不限于：

a. 麻醉药物过敏及心脑血管意外；

b. 出血、血栓；

c. 穿刺感染；

d. 穿刺时肺、心脏及周围组织或脏器损伤，如气胸、血气胸、空气栓塞、肝出血、纵隔移位致心脏骤停，严重时死亡；

e. 肺复张性反应、肺水肿、脑血栓及肺纤维化等，严重时危及生命；

f. 其他不可预料的反应；

g. 有关化疗药物见全身化疗风险；

h. 除上述情况外，尚有可能发生其他并发症，需再向患者及家属补充说明_____

_____

续表

·我理解如果我患有高血压、心脏病、糖尿病、肝肾功能不全、静脉血栓等疾病或者有吸烟史，以上这些风险可能会加大，或者在术中或术后出现相关的病情加重或心脑血管意外，甚至死亡。

·特殊风险或主要高危因素：＿＿＿＿＿＿＿＿＿＿＿＿＿＿＿＿＿＿＿＿＿

·我理解根据我个人的病情，我可能出现未包括在上述所交代并发症以外的风险，一旦发生上述风险和意外，医生会采取积极的应对措施

患者知情选择

·我的医生已经告知我将要进行的医疗操作及可能发生的并发症和风险，可能存在的其他情况和治疗方法并且解答了我的相关提问。

·我同意在医疗操作中医生可以根据我的病情对预定的操作方式做出调整。

·我理解此医疗操作需要多位医生共同进行。

·我并未得到此医疗操作百分之百成功的许诺。

·我授权医生对操作中涉及的病变器官、组织或标本进行处置，包括病理学检查、细胞学检查和医疗废物处理等。

患者签名：　　　　　　　　　　　签名日期：　　年　　月　　日

如果患者无法签署知情同意书，请其授权的亲属在此签名：

患者授权亲属签名：　　　　与患者关系：　　　签名日期：　　年　　月　　日

医生陈述

我已经告知患者将要进行的医疗操作及可能发生的并发症和风险、可能存在的其他治疗方法并且解答了患者关于此次医疗操作的相关提问。

医生签名　　　　　　　　　　　签名日期：　　年　　月　　日

附录32　化疗方案

化疗方案：	卡铂/紫杉醇	指征：	卵巢癌
姓名：			四川省妇科及乳腺疾病治疗中
出生日期：	配制时间：		心·妇科部
身高：		地址：	
体重：		电话：	
体表面积：	医生签字：		
化疗周期数：			

附注：

化疗需要符合以下条件：血红蛋白＞80g/L，血小板＞100×10^9/L，中性粒细胞＞1.5×10^9/L，白细胞＞2.5×10^9/L，转氨酶＜正常值上限2.5倍，血肌酐值正常或轻微升高，紫杉醇输注要求用无聚氯乙烯（PVC）注射系统（带过滤装置）

一、第1日

第1日：_____年___月___日

序号	用药	注射方式	时间 （起/止）	签字
1	地塞米松 20 mg，化疗前一晚10点及化疗当天早上6点	口服		
2	阿瑞吡坦150 mg，化疗前1小时	口服		
3	氯马斯汀 2 mg（或苯海拉明 50 mg）	肌注		
4	雷尼替丁 50 mg（或西咪替丁 300 mg）+ 250 ml 0.9%氯化钠注射液	静滴		
5	格拉司琼 3 mg + 100 ml 0.9%氯化钠注射液	超30分钟静滴		

续表

第1日：_____年____月____日

序号	用药	注射方式	时间（起/止）	签字
6	紫杉醇 175 mg/m² = mg + 500 ml 0.9%氯化钠注射液	超3小时静滴		
7	卡铂 AUC 5 = mg + 5%葡萄糖注射液	超2小时静滴		
8	500 ml 0.9%氯化钠注射液	静滴		

二、第2日

第2日：_____年____月____日

序号	伴随用药	用量	用法
1	地塞米松片，早上8点	3.5 mg	口服
1	阿瑞吡坦，早上8点	80 mg	口服
2	阿立必利片或莫沙比利片		按需求
3	双氯芬酸或布洛芬片（胶囊）		按需求
4	乳果糖或其他通便药		按需求

三、第3日及第4日（重复）

第3日及第4日：_____年____月____日

序号	伴随用药	用量	用法
1	地塞米松片，早上8点	3.5 mg	口服
1	阿瑞吡坦，早上8点	80 mg	口服
2	阿立必利片或莫沙比利片		按需求
3	双氯芬酸 或 布洛芬片（胶囊）		按需求
4	乳果糖或其他通便药		按需求

附录33　PICC置管流程

```
┌─────────────────────────────────────┐
│              评估患者                 │
└─────────────────────────────────────┘
                   │
                   ▼
┌─────────────────────────────────────┐
│ 医生开具医嘱：                         │
│ （1）超声引导下PICC置管术（临时医嘱）   │
│ （2）动静脉置管护理，bid（长期医嘱）    │
│ （3）静脉注射，tid（长期医嘱）          │
│ （4）胸部正位X线检查（临时医嘱）        │
└─────────────────────────────────────┘
                   │
                   ▼
┌─────────────────────────────────────┐
│     联系PICC导管室，确定置管时间       │
└─────────────────────────────────────┘
                   │
                   ▼
┌─────────────────────────────────────┐
│ 将知情同意书、检查单（血常规、凝血功     │
│ 能、输血检验）交由患者携带到PICC导管     │
│ 室进行置管                            │
└─────────────────────────────────────┘
```

PICC：外周静脉置入中心静脉导管。

附录34　患者拒绝深静脉置管告知书

西南医科大学附属医院
患者拒绝深静脉置管告知书

科室：　　　　　　　　姓名：　　　　床号：　　　　住院号：

尊敬的患者、患者家属或患者的法定监护人、投权委托人：

目前大多数患者均需要静脉药物治疗。具有刺激性的药物可导致皮肤的毒副反应，其可因药物特性、浓度、外渗剂量等因素造成患者不同程度的损伤，具体表现为静脉炎、严重组织坏死等。

（1）静脉炎：当注射刺激性药物时，因为药物的刺激性作用，在静脉给药时常引起静脉炎或栓塞性静脉炎，通常表现为局部红、肿、热、痛，甚至溃疡，有时可触及静脉条索样改变。

（2）外渗反应：发疱性药物在静脉给药过程中，药物自血管渗透至周围皮下组织，可导致局部皮肤、组织的损伤。

（3）输液过程中注射部位出现肿胀、局部红斑或轻微水肿。

（4）3～7天有炎症反应，局部出现红斑或轻微水肿。

（5）一般两周局部出现溃疡和组织坏死。

（6）严重者可经久不愈，溃疡可深及肌腱及关节，造成血管、肌腱及肌肉的损伤，可致关节僵硬、功能障碍等。

由于化疗药物对外周血管刺激大，因而医生及护士建议行深静脉置管，医生及护士已向本人及家属详细解释了深静脉置管的必要性及重要性，以及拒绝深静脉置管所带来的风险及不良后果。本人及家属仍不同意行深静脉置管，一切后果自负，并签字为凭。

患者签名：

签名日期： 　　　　　　　年　　月　　日　　时　　分

如果患者无法签署知情同意书，请其授权的亲属在此签名：

患者授权亲属签名：

与患者关系：

签名日期： 　　　　　　　年　　月　　日　　时　　分

医护人员陈述：

我已经将患者需行深静脉置管的重要性和必要性及拒绝深静脉置管所带来的风险及不良后果向患者、患者家属或患者的法定监护人、授权委托人告知。

医护人员签名：

签名日期： 　　　　　　　年　　月　　日　　时　　分

附录35　患者出院标准

（1）患者一般情况良好，体温正常，完成复查项目。

（2）切口愈合好。

（3）没有需要住院处理的并发症和（或）合并症。

附录36　患者出院致信模板

尊敬的＿＿＿＿＿＿：

　　现向您汇报此次住院期间的病情及相关注意事宜：（请于每次就诊时向主诊医生出示此信，以便了解病情）

　　入院诊断：＿＿＿＿＿＿＿＿＿＿＿＿。

　　住院期间进行的手术及重要的治疗操作：手术或操作名称（年/月/日）

　　与本次住院有重要关联的影像学检查结果：＿＿＿＿＿＿＿＿＿＿＿

＿＿＿＿＿＿＿＿＿＿＿＿＿＿＿＿＿＿＿＿＿＿＿＿＿＿＿＿＿＿＿＿＿

　　与本次住院有重要关联的实验室检查结果（如肿瘤标志物，最好以曲线图显示）：＿＿＿＿＿＿＿＿＿＿＿＿＿＿＿＿＿＿＿＿＿＿＿＿＿＿

＿＿＿＿＿＿＿＿＿＿＿＿＿＿＿＿＿＿＿＿＿＿＿＿＿＿＿＿＿＿＿＿＿

　　与本次住院有重要关联的组织学检查及免疫组化检查：＿＿＿＿＿＿＿

＿＿＿＿＿＿＿＿＿＿＿＿＿＿＿＿＿＿＿＿＿＿＿＿＿＿＿＿＿＿＿＿＿

　　出院诊断（如系肿瘤必须书写完整诊断）：＿＿＿＿＿＿＿＿＿＿＿

＿＿＿＿＿＿＿＿＿＿＿＿＿＿＿＿＿＿＿＿＿＿＿＿＿＿＿＿＿＿＿＿＿

　　出院后注意事项（随访计划，后续治疗，紧急情况处理预案）：＿＿＿＿＿

＿＿＿＿＿＿＿＿＿＿＿＿＿＿＿＿＿＿＿＿＿＿＿＿＿＿＿＿＿＿＿＿＿

　　如有任何疑问或欲进一步了解病情，可致电医生办公室。电话：0830-8950962。

　　祝身体健康！

　　　　　　　　　　　　　中心妇科部主任：Teichmann教授

　　　　　　　　　　　　　中心妇科部副主任：詹平教授

　　　　　　　　　　　　　　　　主管医生：

　　　　　　　　　　　　　　　　　年　　　月　　　日

附录37　出院指南

办理出院流程

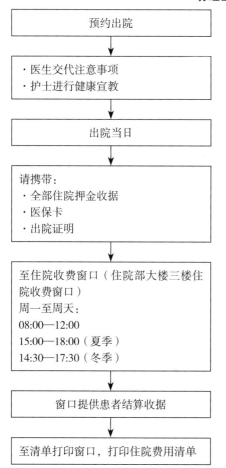

办理病历复印：

请于出院30个工作日后，到信息科病历复印室办理。复印室同时提供病历邮寄服务，携带复印病历相关资料即可办理。

携带资料如下：

· 出院证明；

· 患者身份证原件（代办者需携带本人身份证及患者身份证原件）；

· 如需复印儿童病历，还需携带户口本或出生证明；

· 如需复印已故患者病历，需携带代办者身份证及患者死亡证明

病历复印电话：0830-8950855/8950833

附录38　妇科恶性肿瘤诊疗质量督查表

主诊医师：_____　　住院号：_____　　姓名：_____

督查项目	分值	评估标准	督查要点	督查方法	扣分标准	扣分
运行病历书写质量		病历书写基本规范	格式 内容：客观、真实、准确、完整、规范、逻辑 时限	不定时随机查阅病历		
核心制度落实情况		18项核心制度	三级医师查房 医患沟通 MDT 术前讨论 术前小结 手术知情同意书 自费用品协议书 麻醉知情同意书 输血同意书 手术医师分级管理级别 手术安全核查及风险评估 妇科/麻醉/ICU术后沟通表 术后医患沟通	不定时随机查阅病历，查看相关记录		

督查项目	分值	评估标准	督查要点		督查方法	扣分标准	扣分
诊疗规范落实情况		SOP	辅助检查	不足（缺少重要检查项）	查看辅助检查并与SOP比对		
				过度			
			诊断不规范				
			手术指征是否明确				
			手术方案是否完整				
			围手术期管理	术前肠道准备	查阅相关记录并与SOP比对		
				DVT风险评估及预防			
				液体管理			
				饮食管理			
				活动管理			
				疼痛管理			
				恶心、呕吐预防			
				预防性抗生素应用			
				各种管道的管理			
			手术操作	方案及范围是否满足指南要求	查阅手术记录及手术关键步骤图片		
				重大并发症	查阅病历		
				非计划的再手术	查阅病历		
			术后进一步治疗方案		查看术后MDT记录及医患沟通		
			出院后随访管理计划		查看患者信件或出院医嘱		
			术前住院天数是否符合SOP要求		查阅病历		
			住院总天数是否符合SOP要求		查阅病历		

附录39 手术器械图谱

一、罗马Ⅰ-1

		罗马Ⅰ-1						
编号	名称	型号	数量	编号	名称	型号	数量
1	短直可可	BH618R	5	11	卵圆钳	BF122R	1
2	长胸科钳	BJ048R	2			BF123R	1
3	国产胸科钳	JC9180	1	12	巾钳	BF464R	2
4	扁桃钳	BJ026R	2			直有齿BH652R	2
5	弯胸科钳	BJ023R	4	13	可可	弯有齿BJ313R	2
6	直角钳	BJ012R	2			无齿BH472R	2
7	宫颈剪	BC621R（长）	1			13-410-30-07	1
		BC231R（短）	1	14	韧带钳	BJ551R	2
8	扁桃剪	BC281R	1	15	阿里氏	EA018R	3
		BC277R	1	16	肠钳	EA204R	1
		BC265R	2			EA207R	1
		BC263R	2	17	支气管钳	FB954R	1
		BC628R	1			155724（国产）	1
9	线剪	BC283R	1	18	四齿宫爪钳	EO164R	1
		BM013R	1	19	双齿宫爪钳	EO150R	1
		BM025R	1	20	单齿宫爪钳	EO110R	2
		BM036R	1	21	息肉钳	BF058R	3
10	针持	BM077R	1	22	心耳钳	FB501R	1
		BM038R	1			FB457R	1
		BM101R	1	23	阻断钳	FB517R	1
		BM102R	1			FB756R	1

总计：64样

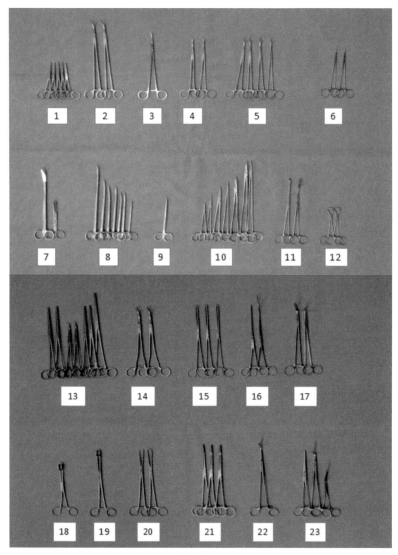

罗马Ⅰ—1

二、罗马 I -2

罗马 I -2							
编号	名称	型号	数量	编号	名称	型号	数量
1	碗	56-231-08-01（小）	2	5	镊子	BD563R	1
		56-231-12-01（大）	1			BD415R	1
2	压肠板	BT758R	1			BD404R	2
3	刀柄	BB084R	1			BD417R	1
		J11036（国产）	1	6	切口拉钩	BT033R	2
4	吸引头	国产	1	7	肾盂拉钩	BT201R	2
5	镊子	BD671R	2	8	小直角拉钩	BT356R	1
		BD537R	1	9	大直角拉钩	116067（国产）	1
		BD559R	1	10	腹腔拉钩	BT659R	1
		BD581R	1	11	阴道拉钩	EL700R	1
		BD672R	2				

总计：27样

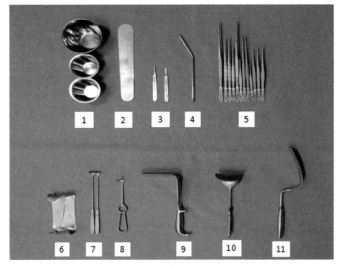

罗马 I -2

三、罗马框架拉钩

罗马框架拉钩					
编号	名称	数量	编号	名称	数量
1	扳手	1	2	拉钩	6
3	框架	2			

合计：9样

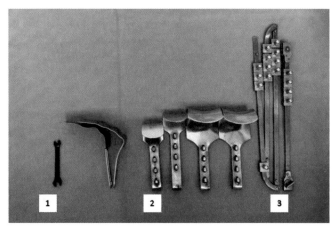

罗马框架拉钩

四、悬吊拉钩Ⅰ

悬吊拉钩Ⅰ			
编号	名称	型号	数量
1	延长臂（U型）	01-10.080C	1
2	延长臂（L长）	01-10.060C	2
3	立式床轨架	01-02.double16	2

总计：5样

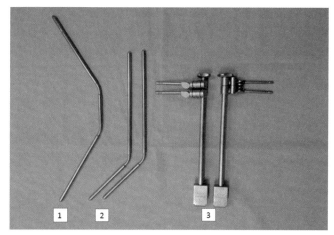

悬吊拉钩Ⅰ

五、悬吊拉钩Ⅱ

	悬吊拉钩Ⅱ		
编号	名称	型号	数量
1	臂钩关节（开口式）	03-24.0812K	1
2	臂钩关节（锁止式）	01-24.1012	2
3	臂钩关节（压柄式）	01-21.0812h	6
4	臂-臂关节（压柄式）	01-20.1212h	1
5	臂-臂关节	01-21.1212	2
6	镜夹	21-clip10	1
7	直延长臂	01-10.050	1
8	内窥镜握持器（四球）	21-arm220ss	1
9	曲形中间拉钩（摆动式）	01-RB80.80s	3
10	曲形中间拉钩（摇动式）	01-RB80.80t	2
11	Deaver拉钩	01-RD50.200（小）	1
		01-RD50.250（大）	1
12	Deaver拉钩	01-RD50.200	2

| 13 | 指形可弯曲钩板 | 01–BF00.150fr | 1 |
| 14 | 持钢器（自由旋转式） | 01–240FR | 1 |

总计：26样

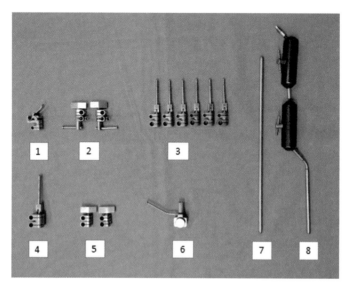

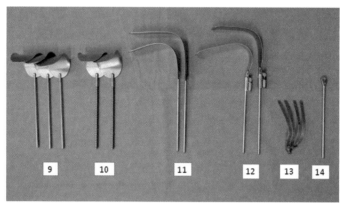

悬吊拉钩Ⅱ

参考文献

［1］NCCN.2023 NCCN肿瘤学临床实践指南：卵巢癌包括输卵管癌和原发性腹膜癌［EB/OL］.［2023］.http://www.nccnchina.org/.

［2］NCCN.2023 NCCN肿瘤学临床实践指南：子宫颈癌［EB/OL］.［2022］.http://www.nccnchina.org/.

［3］NCCN.2022 NCCN肿瘤学临床实践指南：子宫癌［EB/OL］.［2021］.http://www.nccnchina.org/.

［4］陈凛,陈亚进,董海龙,等.加速康复外科中国专家共识及路径管理指南（2018版）［J］.中国实用外科杂志,2018,38（1）:1-20.

［5］Wagner U, Reuß A. S3-Leitlinie "diagnostik, therapie und nachsorge maligner ovarialtumoren"［J］. Forum, 2019, 34, 413‐415.

［6］Emons G, Steiner E. S3-Leitlinie diagnostik, therapie und nachsorge der patientinnen mit endometriumkarzinom, kurzversion 1.0［J］. Gynäkologe, 2018,51, 996‐999.

［7］Nelson G, Altman AD, Nick A, et al. Guidelines for pre- and intra-operative care in gynecologic/oncology surgery: enhanced recovery after surgery（ERAS®）society recommendations‐part ⅰ［J］. Gynecologic Oncology, 2016,140（2）:313-322.

［8］Nelson G, Dowdy SC, Lasala J,et al. Enhanced recovery after surgery（ERAS®）in gynecologic oncology‐practical considerations for program development［J］. Gynecologic Oncology,2017,147（3）:617-620.

［9］曹泽毅.妇科常见肿瘤诊治指南［M］.北京：人民卫生出版社，2007.

［10］谢幸，孔北华，段涛.妇产科学［M］.9版.北京:人民卫生出版社，2018.

［11］Uhl B. Gynäkologie und Geburtshilfe compact［M］.6 ed. Stuttgart: Thieme, 2018.

［12］国家卫生计生委办公厅,国家中医药管理局办公室,解放军总后勤部卫生部药品器材局.抗菌药物临床应用指导原则（2015年版）（国卫办医发〔2015〕43号）［EB/OL］.［2015-7-25］http://www.gov.cn/foot/site1/20150827/9021440664034848.pdf.